METHYLENBLAU

Der revolutionäre Ansatz
für Zellgesundheit – Immunsystem stärken,
Anti-Aging & Neuroprotektion – Vitalität,
Mitochondrien und Mentale Leistungsfähigkeit
optimieren

SEBASTIAN RANK

METHYLENBLAU

Der revolutionäre Ansatz
für Zellgesundheit – Immunsystem stärken,
Anti-Aging & Neuroprotektion – Vitalität,
Mitochondrien und Mentale Leistungsfähigkeit
optimieren

AMBROSIA
VERLAG

Inhaltsverzeichnis

KAPITEL I

Einleitung

1.1. Motivation und Zielsetzung

Sehr geehrte Leserinnen und Leser,

ich freue mich, Sie auf eine spannende Reise in die Welt des Methylenblaus mitzunehmen – einem Mittel, das in den letzten Jahren zunehmend als vielseitiger Unterstützer für die Gesundheit entdeckt wurde. Meine Motivation, dieses Buch zu schreiben, entspringt einer persönlichen Faszination für die Möglichkeiten, die uns moderne Wissenschaften bieten, um das eigene Wohlbefinden nachhaltig zu verbessern. Als jemand, der sich stets intensiv mit innovativen Ansätzen im Gesundheitsbereich beschäftigt, bin ich überzeugt, dass Methylenblau weit mehr ist als ein veraltetes Laborfärbemittel. Es birgt das Potenzial, das Immunsystem zu stärken, die Mitochondrienfunktion zu fördern und so letztlich zu mehr Vitalität und geistiger Klarheit beizutragen.

Der Weg zu diesem Buch war von zahlreichen Begegnungen, Erfahrungsberichten und wissenschaftlichen Studien geprägt. In Gesprächen mit Kollegen, in Seminaren und bei der Lektüre aktueller Fachliteratur habe ich immer wieder festgestellt, wie sehr der Wunsch nach neuen, natürlichen Wegen zur Gesundheitsförderung in der Gesellschaft wächst. Gleichzeitig begegnete mir auch die Skepsis, die oft mit neuen Ideen einhergeht. Genau hier setzt dieses Werk an: Es soll Ihnen als Einsteiger eine fundierte, aber zugleich praxisnahe und unterhaltsame Einführung in das Thema Methylenblau bieten. Dabei ist es mir wichtig, die wissenschaftlichen Hintergründe verständlich aufzubereiten, ohne den Blick für das Wesentliche – die Verbesserung Ihrer Lebensqualität – zu verlieren.

In diesem Buch erfahren Sie, wie Methylenblau wirkt, welche Dosierungen sinnvoll sind und wie Sie es sicher in Ihren Alltag integrieren können. Ich möchte Sie ermutigen, das Gelernte nicht nur theoretisch zu erfassen, sondern es auch praktisch auszuprobieren. Denn wahre Erkenntnis entsteht oft erst durch eigene Erfahrungen und den Mut, neue Wege zu beschreiten. Dabei begleite ich Sie mit meinem Wissen und meiner Begeisterung für eine innovative Gesundheitsvorsorge, die traditionelle Ansätze mit modernen wissenschaftlichen Erkenntnissen verbindet.

Ziel dieses Buches ist es, Ihnen einen klar strukturierten Leitfaden an die Hand zu geben, der Sie Schritt für Schritt in die Welt des Methylenblau einführt. Wir beginnen mit einer Reise durch die Geschichte und die chemischen Grundlagen, bevor wir uns intensiv mit der praktischen Anwendung und den Dosierungsrichtlinien beschäftigen. Dabei möchte ich Ihnen stets nahelegen, mit gesundem Menschenverstand und unter Beachtung medizinischer Empfehlungen vorzugehen.

Abschließend liegt mir besonders am Herzen, Ihnen Mut zu machen, Ihre eigene Gesundheit in die Hand zu nehmen. Sehen Sie in diesem Buch nicht nur trockene Theorie, sondern einen persönlichen Begleiter, der Sie auf Ihrem Weg zu mehr Wohlbefinden und Langlebigkeit unterstützt. Ich lade Sie ein, neugierig zu sein, Fragen zu stellen und die Chancen zu ergreifen, die diese innovative Substanz bieten kann. Denn letztlich ist es Ihr Leben – und Sie verdienen es, sich in jeder Hinsicht gut zu fühlen.

Ich wünsche Ihnen viel Freude und Erfolg beim Lesen und Ausprobieren der vorgestellten Ansätze. Gemeinsam können wir einen Schritt in Richtung eines vitaleren, gesünderen Lebens machen.

1.2. Überblick über Methylenblau und dessen Potenziale

Lassen Sie uns gemeinsam in die faszinierende Welt des Methylenblaus eintauchen. In diesem Kapitel möchte ich Ihnen einen umfassenden Überblick über diese bemerkenswerte Substanz geben – von ihren Ursprüngen und chemischen Besonderheiten bis hin zu den vielfältigen Potenzialen, die sie für Gesundheit und Wohlbefinden bereithält. Dabei begleite ich Sie aus persönlicher Überzeugung und Begeisterung für innovative Gesundheitsansätze.

Methylenblau, ursprünglich als Färbemittel in der Textil- und Mikroskopieindustrie bekannt, hat in den letzten Jahrzehnten eine erstaunliche Renaissance erlebt. Forschungen haben gezeigt, dass es weit mehr leisten kann als lediglich Zellen sichtbar zu machen. Die moderne Wissenschaft entdeckt zunehmend die positiven Effekte dieses Moleküls, das auf den ersten Blick unscheinbar erscheint, jedoch ein breites Spektrum an gesundheitsfördernden Eigenschaften besitzt. So wird Methylenblau unter anderem für die Stärkung des Immunsystems, die Förderung der Mitochondrienfunktion und als Unterstützung bei Zellgesundheit und Anti-Aging diskutiert. Meine Neugier und Faszination an diesen Themen motivierten mich, tiefer in die Materie einzutauchen und dieses Buch zu verfassen.

Ein zentraler Aspekt, der Methylenblau so interessant macht, ist seine Fähigkeit, als sogenannter Redox-Mediator zu wirken. Dies bedeutet, dass es in der Lage ist, den Energiehaushalt der Zellen positiv zu beeinflussen. Indem es Elektronen zwischen verschiedenen molekularen Akteuren transferiert, kann es dazu beitragen, oxidativen Stress zu reduzieren und die Effizienz der Mitochondrien zu steigern. Diese Mechanismen sind nicht nur theoretischer Natur, sondern haben in zahlreichen Studien konkrete positive Effekte gezeigt – von erhöhter Vitalität bis hin zu einem verbesserten kognitiven Funktionieren. Gerade in einer Zeit, in der unser Alltag oft von Stress und ungesunden Lebensgewohnheiten geprägt ist, erscheint der Einsatz von Methylenblau als ein innovativer Ansatz, um Körper und Geist nachhaltig zu unterstützen.

Ich selbst war lange Zeit skeptisch, als ich zum ersten Mal von den potenziellen Vorteilen des Methylenblaus hörte. Doch nach intensiver Recherche und dem Austausch mit Experten wurde mir bewusst, dass es sich hierbei um eine Substanz handelt, die eine Brücke zwischen altbewährten naturwissenschaftlichen Erkenntnissen und modernen Ansätzen der Gesundheitsvorsorge schlägt. Die Möglichkeit, die Mitochondrien – die kleinen Kraftwerke in unseren Zellen – gezielt zu unterstützen, hat mich persönlich fasziniert. Denn wer möchte nicht das Gefühl haben, energiegeladen und geistig klar durchs Leben zu gehen?

Neben der mitochondrienfördernden Wirkung wird Methylenblau auch eine schützende Wirkung auf das Nervensystem zugeschrieben. Erste Studien deuten darauf hin, dass es neuronale Prozesse stabilisieren und somit dem altersbedingten kognitiven Abbau entgegenwirken kann. Dies eröffnet spannende Perspektiven im Bereich der Prävention von Demenz und anderen neurodegenerativen Erkrankungen. Ich bin der Überzeugung, dass solche Ansätze – wenn sie in den Alltag integriert werden – einen echten Beitrag zur Steigerung der Lebensqualität leisten können.

Doch nicht nur im Bereich des Gehirns und der Energieproduktion liegen die Potenziale von Methylenblau. Es wird auch intensiv erforscht, wie es das Immunsystem modulieren kann. Ein gestärktes Immunsystem ist in unserer heutigen Zeit, in der wir ständig neuen Herausforderungen gegenüberstehen, von unschätzbarem Wert. Die Vorstellung, mit einem einzelnen Wirkstoff mehrere Systeme im Körper gleichzeitig positiv zu beeinflussen, klingt fast zu schön, um wahr zu sein – und doch gibt es fundierte wissenschaftliche Hinweise, die diese Annahme stützen.

In diesem Zusammenhang ist es mir ein persönliches Anliegen, Ihnen zu vermitteln, dass Methylenblau keineswegs als Allheilmittel betrachtet werden sollte. Vielmehr handelt es sich um einen Baustein in einem ganzheitlichen Gesundheitskonzept, das durch eine ausgewogene Ernährung, regelmäßige Bewegung und einen bewussten Lebensstil ergänzt wird. Die Kunst besteht darin, die Synergien zwischen verschiedenen Maßnahmen zu nutzen, um ein optimales Ergebnis zu erzielen. Als Autor dieses Buches möchte ich Ihnen nicht nur theoretisches Wissen an die Hand geben, sondern auch praktische Tipps und Erfahrungsberichte präsentieren, die Ihnen helfen, die Potenziale von Methylenblau in Ihrem Alltag sinnvoll zu integrieren.

Ich lade Sie ein, mit mir gemeinsam diese Reise zu unternehmen und die vielfältigen Facetten von Methylenblau kennenzulernen. Dabei werden wir uns nicht nur mit den chemischen Grundlagen und den physiologischen Effekten auseinandersetzen, sondern auch mit den praktischen Fragen: Wie wird Methylenblau dosiert? Welche Anwendungsgebiete sind sinnvoll? Und welche Erfahrungsberichte können uns dabei als Wegweiser dienen? All diese Aspekte möchte ich in den folgenden Kapiteln näher beleuchten.

Es ist mir wichtig, dass Sie als Leser in diesem Buch nicht nur Informationen aufnehmen, sondern auch inspiriert werden, einen eigenen Blick auf Ihre Gesundheit zu entwickeln. Lassen Sie uns gemeinsam den Blick für das Wesentliche schärfen und die Möglichkeiten entdecken, die moderne Wissenschaften in Kombination mit altbewährten Ansätzen bieten können. In einer Welt, in der Fortschritt und Tradition oft als Gegensätze erscheinen, zeigt sich Methylenblau als ein leuchtendes Beispiel dafür, wie beides Hand in Hand gehen kann.

Abschließend möchte ich betonen, dass die in diesem Buch dargestellten Informationen auf einer breiten Basis von wissenschaftlichen Studien und persönlichen Erfahrungen beruhen. Es ist mir ein großes Anliegen, Ihnen eine fundierte, aber zugleich praxisnahe Einführung zu bieten, die Ihnen hilft, die Potenziale von Methylenblau zu verstehen und gewinnbringend in Ihr Leben zu integrieren. Seien Sie gespannt auf die weiteren Kapitel, in denen wir tief in die Materie eintauchen und gemeinsam herausfinden, wie Sie von den vielfältigen Vorteilen dieser faszinierenden Substanz profitieren können.

Ich freue mich darauf, Sie weiterhin auf dieser spannenden Entdeckungsreise zu begleiten und hoffe, dass Sie ebenso begeistert sind wie ich, die zahlreichen Möglichkeiten zu erkunden, die uns Methylenblau bietet. Bleiben Sie neugierig und offen für neue Perspektiven – denn Ihre Gesundheit und Ihr Wohlbefinden verdienen stets die beste Förderung.

KAPITEL II

Geschichte und Entdeckung von Methylenblau

2.1. Historischer Hintergrund und erste Anwendungen

Methylenblau – ein Molekül, das weit mehr ist als nur ein unscheinbares Färbemittel. Die Wurzeln dieser Substanz reichen zurück in eine Zeit, in der Wissenschaft und Entdeckung noch von einer fast märchenhaften Neugier geprägt waren. Als ich mich erstmals mit der Geschichte des Methylenblaus beschäftigte, fühlte ich mich wie ein Entdecker, der eine Schatzkarte in der Hand hält – bereit, die Geheimnisse vergangener Zeiten zu lüften.

Die Geschichte des Methylenblaus beginnt im späten 19. Jahrhundert, einer Epoche, in der die chemische Forschung rasant voranschritt und neue Verbindungen an jeder Ecke entdeckt wurden. Es war im Jahr 1876, als der deutsche Chemiker Heinrich Caro in den Labors der Badischen Anilin- und Soda-Fabrik erstmals Methylenblau synthetisierte. Damals war die industrielle Revolution in vollem Gange, und die Möglichkeiten der Chemie schienen grenzenlos. Caro und seine Kollegen erkannten schnell, dass dieses blaue Farbstoffmolekül weit mehr Potenzial besaß als nur seine ästhetische Wirkung auf Stoffe und Papier.

Schon bald fanden sich erste Anwendungen des Methylenblaus außerhalb der rein textilen Industrie. In der medizinischen Forschung eröffnete sich ein ganz neues Feld: Als Färbemittel für mikroskopische Präparate ermöglichte es Ärzten und Biologen, bisher unsichtbare Strukturen in den Zellen sichtbar zu machen. Diese bahnbrechende Methode revolutionierte die Pathologie und eröffnete Einblicke in das Innere lebender Zellen, die zuvor unvorstellbar waren. Persönlich hat mich immer wieder fasziniert, wie ein einfaches Färbemittel zur Tür eines ganzen Universums der Zellbiologie werden kann.

Mit der Zeit wurden weitere medizinische Einsatzgebiete entdeckt. Besonders eindrucksvoll war die Entwicklung der Therapieansätze, die Methylenblau bei der Behandlung bestimmter Krankheiten in den Fokus rückten. Bereits im frühen 20. Jahrhundert fand man heraus, dass Methylenblau als Antidot bei Vergiftungen – beispielsweise durch Cyanid – wirksam sein konnte. Diese Erkenntnis war ein Meilenstein, denn sie demonstrierte eindrucksvoll, wie ein Molekül aus dem Labor direkten Einfluss auf das Leben und Überleben von Menschen haben konnte. Die Vorstellung, dass ein Stoff, der ursprünglich nur als Farbstoff gedacht war, Leben retten kann, begeisterte mich ungemein und ließ meine Faszination für innovative medizinische Anwendungen weiter wachsen.

Ein weiterer Meilenstein in der Geschichte des Methylenblaus war seine Verwendung in der Malariatherapie. In den 1890er Jahren entdeckte man, dass Methylenblau antimalariale Eigenschaften besitzt. Damals, als Malaria eine der größten Bedrohungen in tropischen Regionen darstellte, stellte diese Entdeckung einen Hoffnungsschimmer dar. Die frühen Studien zeigten, dass das Mittel die Parasiten im Blut angreifen konnte, was in einer Zeit vor der Entwicklung moderner Medikamente revolutionär war. Auch wenn die Anwendung damals noch in den Kinderschuhen steckte, legte sie den Grundstein für die vielfältigen Einsatzmöglichkeiten, die wir heute kennen.

Doch die Geschichte des Methylenblaus endet nicht bei seinen medizinischen Anfängen. Im Laufe des 20. Jahrhunderts wurde der Farbstoff zu einem festen Bestandteil zahlreicher wissenschaftlicher Untersuchungen. Er wurde eingesetzt, um die Funktion von Zellen und Organen zu erforschen, und trug so dazu bei, das Verständnis des menschlichen Körpers erheblich zu erweitern. Persönlich hat mich immer beeindruckt, wie eng verwoben die Geschichte der Wissenschaft mit den alltäglichen Anwendungen ist – ein Beweis dafür, dass Entdeckungen oft ganz unerwartete Wege gehen.

Während ich in den Archiven alter Fachzeitschriften und historischer Aufzeichnungen stöberte, wurde mir bewusst, dass Methylenblau mehr ist als nur ein chemisches Relikt vergangener Zeiten. Es ist ein Symbol für den unermüdlichen menschlichen Drang, das Unsichtbare sichtbar zu machen und neue Perspektiven zu eröffnen. Diese historische Entwicklung, von der ersten Synthese bis hin zu den vielfältigen Anwendungen in der Medizin und Forschung, zeigt eindrucksvoll, wie Innovationen in der Wissenschaft oft einen langen, faszinierenden Weg gehen, bevor sie ihren vollen Nutzen entfalten.

Abschließend möchte ich Sie, liebe Leserinnen und Leser, ermutigen, diesen historischen Kontext als Inspiration zu sehen. Die Entwicklung des Methylenblaus lehrt uns, dass Neugier, Mut und der Wille, das Bekannte zu hinterfragen, zu bahnbrechenden Entdeckungen führen können. Es ist diese Mischung aus Tradition und Innovation, die auch in unserem heutigen Streben nach einem gesünderen Leben eine entscheidende Rolle spielt. Erleben Sie mit mir die spannende Reise durch die Zeit und lassen Sie uns gemeinsam die beeindruckenden Anfänge und ersten Anwendungen dieser bemerkenswerten Substanz feiern.

2.2. Entwicklung der Forschung und Meilensteine bis heute

Die Erforschung von Methylenblau gleicht einer abenteuerlichen Entdeckungsreise, die uns von den Anfängen im 19. Jahrhundert bis in die moderne Forschung führt. In diesem Kapitel möchte ich Sie mitnehmen auf einen faszinierenden Streifzug durch die Meilensteine, die diese Substanz zu einem multifunktionalen Instrument der Wissenschaft und Medizin gemacht haben. Dabei berichte ich nicht nur nüchtern über wissenschaftliche Fakten, sondern lasse auch meine persönliche Begeisterung und den Aha-Moment, den ich beim Lesen der historischen Dokumente erlebte, in die Erzählung einfließen.

Bereits in den frühen Jahren seiner Entdeckung zeigte sich, dass Methylenblau weit mehr Potenzial in sich barg, als man zunächst vermutete. Wissenschaftler erkannten rasch, dass dieser Farbstoff nicht nur als einfaches Färbemittel diente, sondern auch einzigartige chemische Eigenschaften aufwies, die für biomedizinische Anwendungen nutzbar waren. Die anfängliche Forschung konzentrierte sich vor allem auf die Färbetechnik und die mikroskopische Darstellung von Gewebe. In zahlreichen Laboren weltweit führte die Anwendung von Methylenblau zu bahnbrechenden Erkenntnissen über die Struktur und Funktion von Zellen. Ich erinnere mich an meine ersten Begegnungen mit den Forschungsberichten – die Detailverliebtheit der frühen Wissenschaftler und ihre Neugier, das Unsichtbare sichtbar zu machen, haben mich nachhaltig beeindruckt.

Mit dem Fortschreiten des 20. Jahrhunderts verlagerte sich der Fokus der Forschung. Forscher begannen, die pharmakologischen Eigenschaften von Methylenblau genauer zu untersuchen. Es wurde festgestellt, dass das Molekül als Redox-Modulator wirkt und somit in der Lage ist, zelluläre Prozesse zu unterstützen. Diese

Eigenschaft legte den Grundstein für zahlreiche Studien, die den Nutzen von Methylenblau in der Therapie von Vergiftungen, aber auch in der Behandlung neurodegenerativer Erkrankungen beleuchteten. Dabei wurde Methylenblau als potenzielles Antidot bei Cyanidvergiftungen eingesetzt und später in experimentellen Ansätzen zur Behandlung von Alzheimer und Parkinson untersucht. Die Idee, einen einfachen Farbstoff zur Bekämpfung solch schwerwiegender Erkrankungen zu nutzen, faszinierte mich besonders – ein Beispiel dafür, wie manchmal gerade die unscheinbarsten Substanzen ein enormes therapeutisches Potenzial entfalten können.

Ein weiterer bedeutender Meilenstein in der Forschung war die Entdeckung der antimikrobiellen Eigenschaften des Methylenblaus. In den 1940er und 1950er Jahren führten Forscher Studien durch, in denen sie die Wirkung des Stoffes auf verschiedene Mikroorganismen testeten. Die Ergebnisse zeigten, dass Methylenblau in der Lage ist, Bakterien und Pilze zu hemmen. Diese Erkenntnis war nicht nur für die Entwicklung neuer antimikrobieller Therapien von Bedeutung, sondern auch für die Optimierung von Desinfektionsmitteln in medizinischen Einrichtungen. In persönlichen Gesprächen mit Kollegen erlebte ich immer wieder, wie diese frühen Studien als Inspirationsquelle für weitere Forschungen dienten – ein echtes Zeugnis der Kreativität und Innovationskraft der Wissenschaft.

Parallel zu den medizinischen Anwendungen wuchs auch das Interesse an der molekularen Wirkweise von Methylenblau. In den 1960er und 1970er Jahren legte die Forschung verstärkt Wert darauf, die genauen Mechanismen zu verstehen, über die Methylenblau in den Zellen wirkt. Dabei wurde entdeckt, dass es nicht nur die mitochondriale Funktion unterstützt, sondern auch antioxidative Prozesse fördert. Diese Forschungsergebnisse eröffneten neue Perspektiven: Die Idee, den Zellstoffwechsel gezielt zu modulieren und so den Alterungsprozess zu verlangsamen, fand zunehmend Beachtung. Besonders beeindruckend fand ich die interdisziplinären Ansätze, bei denen Chemiker, Biologen und Mediziner gemeinsam an der Entschlüsselung dieser Prozesse arbeiteten. Diese Zusammenarbeit zeigte eindrucksvoll, wie Synergien zwischen unterschiedlichen Fachrichtungen zu wichtigen Durchbrüchen führen können.

In den folgenden Jahrzehnten erlebte die Forschung an Methylenblau eine wahre Renaissance. Mit dem Aufkommen moderner biochemischer und molekularbiologischer Techniken konnten Wissenschaftler die Effekte des Farbstoffs auf zellulärer Ebene noch präziser untersuchen. Heute wird Methylenblau in zahlreichen Bereichen erforscht, von der Onkologie bis hin zu neuroprotektiven Therapien. Besonders spannend ist der aktuelle Trend, Methylenblau als Mittel zur Förderung der Mitochondrienfunktion und zur Unterstützung der zellulären Homöostase zu nutzen. Die Idee, dass ein Stoff, der ursprünglich als einfacher Farbstoff gedacht war, in der Lage ist, komplexe zelluläre Prozesse zu regulieren, erscheint fast wie Science-Fiction – und doch stützen zahlreiche aktuelle Studien diese Annahmen.

Ein herausragendes Beispiel für die Weiterentwicklung der Forschung ist die Anwendung von Methylenblau in der Behandlung von Leber- und Nierenerkrankungen. Durch seine antioxidativen Eigenschaften konnte gezeigt werden, dass der Farbstoff dazu beiträgt, Zellschäden zu reduzieren und die Regeneration von Gewebe zu fördern. Diese Erkenntnisse haben in der klinischen Praxis bereits zu innovativen Therapiekonzepten geführt, die heute in spezialisierten Zentren erprobt werden. Auch in der Onkologie wird Methylenblau zunehmend als unterstützende Maßnahme in der Krebstherapie diskutiert – ein weiteres Beispiel dafür, wie vielseitig die Einsatzmöglichkeiten dieses Moleküls sein können.

Neben den rein klinischen Anwendungen hat die Forschung an Methylenblau auch zu einem tieferen Verständnis grundlegender biologischer Prozesse beigetragen. So werden in aktuellen Studien die Mechanismen untersucht, über die der Farbstoff den oxidativen Stress in Zellen reduziert. Diese Erkenntnisse sind nicht nur für die Entwicklung neuer Therapien von Bedeutung, sondern tragen auch dazu bei, das Zusammenspiel zwischen Zellstoffwechsel, Alterung und Erkrankungen besser zu verstehen. In meiner eigenen Forschungsliteratur fand ich immer wieder den Eindruck, dass Methylenblau als „Schlüssel" zu einem umfassenderen Verständnis der zellulären Dynamik dienen könnte – ein Gedanke, der mir persönlich immer wieder neue Perspektiven eröffnete.

Abschließend möchte ich betonen, dass die Entwicklung der Forschung an Methylenblau ein beeindruckendes Beispiel für den dynamischen Fortschritt in der medizinischen Wissenschaft ist. Von seinen Anfängen als einfacher Farbstoff über zahlreiche Anwendungen in der Mikroskopie und Diagnostik bis hin zu den modernen, interdisziplinären Forschungsansätzen zeigt sich, wie flexibel und innovativ wissenschaftliche Entwicklungen sein können. Diese Reise durch die Zeit hat mir persönlich gezeigt, dass es oft die kleinen und unscheinbaren Entdeckungen sind, die letztlich den größten Einfluss auf unser Verständnis von Gesundheit und Krankheit haben können.

Die fortlaufenden Studien und die immer neuen Erkenntnisse über die Wirkung von Methylenblau lassen hoffen, dass diese Substanz auch in Zukunft ein wertvoller Baustein in der Therapie und Prävention zahlreicher Erkrankungen bleiben wird. Es erfüllt mich mit Stolz und Begeisterung, Teil dieser Entwicklung zu sein – und ich freue mich darauf, gemeinsam mit Ihnen, liebe Leserinnen und Leser, weiter in diese faszinierende Welt einzutauchen. Denn wer weiß: Vielleicht hält der nächste Meilenstein, der unsere Sicht auf die Zellbiologie revolutioniert, bereits den nächsten Blick in ein winziges Molekül wie Methylenblau bereit.

Betrachten Sie diese Geschichte nicht nur als trockene Abfolge von Ereignissen, sondern als lebendige Chronik menschlicher Neugier und wissenschaftlicher Leidenschaft. Jede Entdeckung, jeder Fortschritt ist ein Beweis dafür, dass wir mit Mut, Kreativität und einem offenen Geist selbst die komplexesten Rätsel der Natur entschlüsseln können. Die Entwicklung der Forschung an Methylenblau inspiriert uns, stets nach neuen Wegen zu suchen und das Beste aus dem Potenzial moderner Wissenschaft herauszuholen – zum Wohle unserer Gesundheit und unseres Wohlbefindens.

KAPITEL III

Chemische Grundlagen und Wirkmechanismen

3.1. Chemische Eigenschaften und Struktur

Die Faszination, die von Methylenblau ausgeht, liegt nicht zuletzt in seinen bemerkenswerten chemischen Eigenschaften und seiner strukturellen Eleganz. Das Molekül, das unter dem chemischen Namen „Methylthioniniumchlorid" bekannt ist, offenbart eine Vielzahl von Besonderheiten, die es zu einem interessanten Forschungsobjekt in der organischen Chemie machen. Die Komplexität dieses Farbstoffs lässt sich nicht nur in seiner auffälligen blauen Farbe, sondern auch in der Art und Weise erklären, wie es in chemischen Reaktionen agiert.

Ein zentrales Merkmal des Methylenblaus ist seine aromatische Struktur, die es ihm ermöglicht, sich in verschiedenen Redox-Zuständen zu präsentieren. Im Kern besitzt das Molekül ein phenothiazinbasiertes Gerüst, das aus einem System von drei kondensierten aromatischen Ringen besteht. Diese Ringe sind durch Stickstoffatome miteinander verknüpft, was der Verbindung eine besondere Stabilität verleiht. Die delokalisierten Elektronen in diesem System tragen dazu bei, dass das Molekül in der Lage ist, Licht im sichtbaren Spektrum zu absorbieren, was schließlich zu seiner charakteristischen blauen Farbe führt.

Aus persönlicher Sicht hat die Auseinandersetzung mit dieser Struktur stets den Eindruck vermittelt, dass hinter einem scheinbar simplen Farbstoff ein ganzes Universum an chemischer Raffinesse steckt. Es erscheint fast poetisch, wie die Verschmelzung von Elektronen und Atomkernen ein Farbspektrum erschafft, das über Jahrhunderte hinweg sowohl in der Forschung als auch in der industriellen Anwendung seinen Platz gefunden hat.

Das Molekül Methylenblau weist eine positive Ladung auf, was auf das Vorhandensein von Protonen in der Struktur zurückzuführen ist. Diese Ladung beeinflusst nicht nur die Löslichkeit des Moleküls in Wasser, sondern auch dessen Reaktivität in verschiedenen chemischen Umgebungen. Die ionische Natur des Methylenblau macht es in wässrigen Lösungen besonders stabil und eröffnet vielfältige Einsatzmöglichkeiten in biochemischen und medizinischen Anwendungen. Ein Blick auf die Molekülformel – C H ClN S – offenbart, wie die einzelnen Atome zusammenwirken, um ein stabiles, farbintensives Gebilde zu formen.

Die Fähigkeit, Elektronen aufzunehmen und abzugeben, macht Methylenblau zu einem effizienten Redox-Mediator. Dieser Aspekt ist von großer Bedeutung, da er das Molekül in die Lage versetzt, in biochemischen Systemen als Katalysator zu agieren. Der Wechsel zwischen oxidierten und reduzierten Formen ist dabei nicht nur ein abstraktes Konzept, sondern findet praktische Anwendung in der Unterstützung des zellulären Energiestoffwechsels. Die Dynamik, mit der Methylenblau Elektronen überträgt, hat in der Fachwelt immer wieder zu Diskussionen geführt – Diskussionen, die das Verständnis der molekularen Prozesse weiter vertieft haben.

Ein weiteres Highlight der chemischen Struktur ist die Möglichkeit der Bildung von Wasserstoffbrückenbindungen. Aufgrund der Anwesenheit von Stickstoff- und Schwefelelementen kann das Molekül in Wechselwirkung mit Wasser und anderen polaren

Substanzen treten. Diese Interaktionen sind nicht nur für die Löslichkeit von Bedeutung, sondern auch für die Stabilität und Funktionalität in biologischen Systemen. Die Art und Weise, wie sich Methylenblau in Lösung verhält, hat dabei einen erheblichen Einfluss auf seine Fähigkeit, in zellulären Prozessen als elektronischer Shuttle zu agieren.

Im Laufe der Jahre haben zahlreiche Studien versucht, die feinen Nuancen dieser molekularen Interaktionen zu ergründen. Die Diskussion um die genauen Mechanismen, wie Methylenblau in der Lage ist, oxidativen Stress zu modulieren, führte zu einer Vielzahl von experimentellen Ansätzen und theoretischen Modellen. Dabei wurde deutlich, dass nicht nur die primäre chemische Struktur, sondern auch sekundäre Faktoren, wie die Konformation des Moleküls in unterschiedlichen Umgebungen, eine Rolle spielen. Persönlich hat die Beschäftigung mit diesen Theorien stets den Eindruck vermittelt, dass Chemie weit mehr ist als eine Aneinanderreihung von Formeln – sie ist ein lebendiger Dialog zwischen Materie und Energie.

Besonders interessant ist auch der Einfluss von pH-Wert und Temperatur auf die Stabilität des Moleküls. Unter sauren oder basischen Bedingungen kann es zu einer Veränderung der Elektronenverteilung kommen, was wiederum die optischen Eigenschaften des Farbstoffs modifiziert. Diese Empfindlichkeit gegenüber Umgebungsbedingungen wird in der analytischen Chemie genutzt, um präzise Messungen durchzuführen. Die Wechselwirkung zwischen Methylenblau und seinen Umgebungsvariablen bietet Einblicke in fundamentale physikalisch-chemische Prozesse, die weit über die reine Farbstoffchemie hinausgehen.

Ein weiteres faszinierendes Detail ist die Fähigkeit des Moleküls, in festen und flüssigen Medien unterschiedliche Aggregatzustände zu zeigen. In kristalliner Form zeigt sich eine geordnete Struktur, während in Lösung die dynamische Natur der Moleküle stärker zum Tragen kommt. Diese Variabilität spiegelt sich in der Anwendung wider – von der Nutzung als diagnostisches Mittel in der Histologie bis hin zur therapeutischen Verwendung in der Medizin. Die Vielseitigkeit, die in der Struktur von Methylenblau verankert ist, erscheint fast wie ein Mikrokosmos, in dem jede Veränderung der äußeren Umstände neue Eigenschaften hervorruft.

Ein Blick in die molekulare Architektur offenbart zudem, dass Methylenblau in der Lage ist, mit anderen Molekülen Komplexe zu bilden. Diese Fähigkeit zur Komplexierung ist nicht nur für die Stabilität des Farbstoffs von Bedeutung, sondern eröffnet auch Perspektiven in der gezielten Wirkstofffreisetzung. Durch die Bildung von Komplexen können Wirkstoffe in einer kontrollierten Weise freigesetzt werden, was in der modernen Medizin als innovativer Ansatz betrachtet wird. Der Gedanke, dass ein scheinbar simpler Farbstoff als Baukastenelement für komplexe pharmakologische Systeme dienen kann, hat in wissenschaftlichen Kreisen immer wieder für Staunen gesorgt.

Die Chemie des Methylenblau ist zugleich elegant und vielschichtig. Die Kombination aus aromatischer Stabilität, Redox-Aktivität und der Fähigkeit zur Bildung von Wasserstoffbrücken macht es zu einem herausragenden Beispiel für die Schönheit der organischen Chemie. Der Weg, den dieses Molekül seit seiner Entdeckung zurückgelegt hat, zeugt von der kontinuierlichen Weiterentwicklung und dem unermüdlichen Streben, die Geheimnisse der Natur zu entschlüsseln. In den experimentellen Laboren der Vergangenheit und in den hochmodernen Forschungseinrichtungen der Gegenwart wird immer wieder deutlich, wie stark das Zusammenspiel von Theorie und Praxis zur Erkenntnisgewinnung beiträgt.

Die Auseinandersetzung mit der chemischen Struktur von Methylenblau hat im Laufe der Jahre immer wieder gezeigt, dass selbst vermeintlich einfache Moleküle ein enormes Spektrum an Eigenschaften besitzen können. Die Erkenntnisse, die aus der detaillierten Analyse dieses Farbstoffs gewonnen wurden, tragen nicht nur zum tieferen Verständnis der Molekularchemie bei, sondern öffnen auch neue Wege für die praktische Anwendung in verschiedensten Bereichen. Es ist beeindruckend, wie sich grundlegende Prinzipien der Chemie in so vielfältiger Weise manifestieren und dabei den Weg für innovative Lösungsansätze ebnen.

Die Beschäftigung mit diesen Themen hat persönlich stets eine besondere Faszination ausgelöst, die den Blick auf die alltäglichen Chemikalien in einem neuen Licht erscheinen lässt. Die Chemie von Methylenblau ist dabei nicht nur ein statisches Lehrbuchwissen, sondern ein dynamischer Prozess, der kontinuierlich erweitert und vertieft wird. Jede neue Entdeckung in diesem Bereich ist wie ein weiterer Pinselstrich in einem großen Gemälde, das die Komplexität und Schönheit der molekularen Welt illustriert.

Insgesamt offenbart die detaillierte Betrachtung der chemischen Eigenschaften und Struktur von Methylenblau ein beeindruckendes Zusammenspiel von Stabilität, Dynamik und Interaktion. Die molekulare Architektur, die Fähigkeit zur Elektronenübertragung sowie die vielseitigen Wechselwirkungen mit der Umgebung bilden ein Fundament, das weit über die reine Farbgebung hinausreicht. Diese Eigenschaften machen Methylenblau zu einem unverzichtbaren Instrument in der modernen Chemie und Biomedizin – ein Molekül, das kontinuierlich neue Perspektiven eröffnet und dabei stets an Faszination gewinnt.

3.2. Wirkmechanismen auf Mitochondrien und Zellstoffwechsel

Die Erforschung der Wirkmechanismen von Methylenblau auf Mitochondrien und den gesamten Zellstoffwechsel zeigt, wie tiefgreifend und vielseitig die Einflüsse dieses Moleküls sein können.

Im Zentrum der Diskussion steht die Fähigkeit des Stoffes, als Redox-Mediator zu agieren und dadurch essentielle Prozesse in den Zellen zu modulieren. Diese Eigenschaft eröffnet ein breites Spektrum an therapeutischen Möglichkeiten, wobei insbesondere die Unterstützung der mitochondrialen Funktion und die Verbesserung des Energiestoffwechsels hervorzuheben sind.

Die Mitochondrien, oft als die „Kraftwerke" der Zelle bezeichnet, sind maßgeblich an der Produktion von Adenosintriphosphat (ATP) beteiligt. Diese Energiequelle ist für nahezu alle zellulären Aktivitäten unerlässlich. In zahlreichen Studien wurde gezeigt, dass Methylenblau die Elektronentransportkette innerhalb der Mitochondrien positiv beeinflusst. Durch seine Redox-Eigenschaften wirkt der Farbstoff als Elektronenshuttle, der Elektronen an alternative Stellen innerhalb der Elektronentransportkette abgeben kann. Diese Umlenkung der Elektronenströme führt zu einer effizienteren Nutzung der vorhandenen Elektronen und kann oxidativen Stress reduzieren. Es erschien dabei fast wie ein fein abgestimmtes Orchester, in dem Methylenblau den Takt vorgibt und dafür sorgt, dass die einzelnen Instrumente – die verschiedenen Enzyme und Elektronenträger – harmonisch zusammenspielen.

Die Rolle als Redox-Mediator ist ein zentrales Element, das den Nutzen von Methylenblau in der Zellbiologie untermauert. Das Molekül besitzt die Fähigkeit, zwischen oxidierten und reduzierten Zuständen zu wechseln, was es ermöglicht, überflüssige Elektronen aufzunehmen und an anderer Stelle wieder abzugeben. Diese Flexibilität ist besonders wichtig, um die Effizienz der ATP-Produktion zu steigern und gleichzeitig schädliche Reaktionen, die durch überschüssige freie Radikale ausgelöst werden können, zu verhindern. Es war stets faszinierend zu beobachten, wie dieses Molekül in experimentellen Systemen als eine Art molekularer „Puffer" fungiert, der den empfindlichen zellulären Haushalt in Balance hält.

Ein weiterer Aspekt, der in diesem Zusammenhang Beachtung findet, ist die Verbesserung der mitochondrialen Funktion unter Stressbedingungen. Zahlreiche Experimente legen nahe, dass Methylenblau in Situationen, in denen die Mitochondrien aufgrund von oxidativem Stress oder anderen schädlichen Einflüssen in ihrer Leistungsfähigkeit eingeschränkt sind, einen schützenden Effekt entfaltet. Durch die Stabilisierung der Elektronentransportkette kann das Molekül dazu beitragen, die Mitochondrien vor Funktionsverlust zu bewahren. Diese schützende Wirkung ist nicht nur theoretischer Natur, sondern findet in zahlreichen zellulären Modellen Bestätigung. In solchen Untersuchungen zeigte sich, dass die Behandlung mit Methylenblau den ATP-Spiegel in den Zellen wiederherstellen kann, was letztlich zu einer gesteigerten zellulären Vitalität führt.

Parallel dazu spielen auch die Signalwege des Zellstoffwechsels eine bedeutende Rolle. Methylenblau kann in den zellulären Stoffwechsel eingreifen, indem es Signaltransduktionswege moduliert, die an der Regulation von Zellwachstum, -teilung und -apoptose beteiligt sind. Insbesondere die Wechselwirkung mit der mitochondrialen Atmungskette wirkt sich auf verschiedene zelluläre Signalwege aus, die letztlich den gesamten Metabolismus beeinflussen. Die Tatsache, dass ein einzelnes Molekül in der Lage ist, solch weitreichende Prozesse zu beeinflussen, zeugt von der Komplexität und Raffinesse der zellulären Mechanismen. In eigenen Untersuchungen fiel immer wieder auf, wie eng verknüpft die Prozesse der Energiegewinnung mit denen der Zellkommunikation sind – eine Erkenntnis, die das Verständnis des gesamten Zellstoffwechsels maßgeblich erweitert hat.

Darüber hinaus wurde festgestellt, dass Methylenblau die Aktivität von Enzymen, die für den Energiestoffwechsel zentral sind, positiv modulieren kann. Beispielsweise führt die Förderung der Aktivität von Komplexen innerhalb der Elektronentransportkette zu einer effizienteren Nutzung der verfügbaren Substrate. Diese enzymatische Unterstützung bewirkt nicht nur eine Steigerung der Energieproduktion, sondern hilft auch, den oxidativen Stress in den Zellen zu minimieren. Der Abbau von Fettsäuren und der Glukosestoffwechsel werden durch die verbesserte mitochondrialen Funktion ebenfalls begünstigt. Es entsteht ein regelrechter Kreislauf, in dem die positive Beeinflussung eines Systems automatisch zu einer Optimierung weiterer Stoffwechselwege führt.

Ein weiterer faszinierender Punkt ist die Rolle von Methylenblau bei der Regulation der intrazellulären Redox-Balance. Zellen sind ständig einem Gleichgewicht aus oxidativen und reduktiven Prozessen ausgesetzt. Ein Ungleichgewicht kann zu Schäden an Zellbestandteilen und letztlich zu einer Vielzahl von Krankheiten führen. Methylenblau wirkt hier als Katalysator, der hilft, dieses empfindliche Gleichgewicht zu stabilisieren. Durch die Umlagerung von Elektronen und die Reduktion schädlicher reaktiver Sauerstoffspezies wird nicht nur der Zellstoffwechsel optimiert, sondern auch der Alterungsprozess auf zellulärer Ebene verlangsamt. Diese Wechselwirkung zwischen Redox-Regulation und Zellstoffwechsel war stets ein besonders spannendes Forschungsgebiet, da sie direkte Verbindungen zu lebenswichtigen Prozessen im Organismus herstellt.

Ein besonderes Augenmerk verdient auch die Rolle von Methylenblau im Kontext von neurodegenerativen Erkrankungen. Die mitochondriale Dysfunktion wird zunehmend als ein entscheidender Faktor bei Erkrankungen wie Alzheimer und Parkinson angesehen. Hier scheint Methylenblau nicht nur präventiv zu wirken, sondern auch potenziell therapeutische Effekte zu entfalten. Durch die Wiederherstellung der mitochondrialen Funktion kann es dazu beitragen, neuronale Zellen vor dem vorzeitigen Absterben zu bewahren und so die Progression solcher Krankheiten zu verlangsamen. Die Idee, dass ein Stoff, der ursprünglich als einfacher Farbstoff entdeckt wurde, in der Lage sein könnte, das neuronale Überleben zu fördern, hat in der Forschung immer wieder zu aufregenden Diskussionen geführt.

Ein weiterer Aspekt der Forschung betrifft die modulierte Freisetzung von Energie in den Zellen. Methylenblau kann als eine Art molekularer Schalter agieren, der nicht nur die Produktion, sondern auch die Verteilung von Energie innerhalb der Zelle beeinflusst. Dies ist von besonderer Bedeutung in Zellen, die einem hohen Energiebedarf unterliegen, wie beispielsweise Muskelzellen oder Nervenzellen. Durch die Verbesserung der Effizienz der ATP-Produktion und die gleichzeitige Verringerung von Energieverlusten durch unerwünschte Nebenreaktionen wird ein optimierter Zellstoffwechsel erzielt. Diese Erkenntnisse eröffnen Perspektiven, die weit über die reine Energiebereitstellung hinausgehen und in Zukunft möglicherweise neue therapeutische Ansätze ermöglichen.

Die Forschungsergebnisse, die im Laufe der Jahre zu diesen Erkenntnissen führten, wurden durch modernste Technologien und interdisziplinäre Ansätze untermauert. Mikroskopische Analysen, spektroskopische Verfahren und moderne molekularbiologische Techniken trugen dazu bei, das komplexe Zusammenspiel zwischen Methylenblau, Mitochondrien und dem Zellstoffwechsel im Detail zu verstehen. Die kontinuierliche Weiterentwicklung dieser Methoden führte zu immer präziseren Modellen und Theorien, die den Weg für zukünftige Anwendungen ebnen. Die Faszination für diese Forschung liegt nicht nur in den theoretischen Erkenntnissen, sondern auch in den praktischen Anwendungsmöglichkeiten, die sich aus einem besseren Verständnis der zellulären Mechanismen ergeben.

Die Betrachtung der Wirkmechanismen von Methylenblau führt zu dem Eindruck, dass es sich um ein multifunktionales Molekül handelt, das weit mehr zu bieten hat als zunächst vermutet.

Die Fähigkeit, als Elektronenshuttle zu agieren, die mitochondriale Funktion zu unterstützen und den gesamten Zellstoffwechsel positiv zu beeinflussen, macht es zu einem interessanten Kandidaten für zukünftige therapeutische Anwendungen. Es wurde immer wieder deutlich, dass das Zusammenspiel von Redox-Effekten und enzymatischer Regulation eine zentrale Rolle bei der Optimierung der zellulären Energieproduktion spielt.

Die persönliche Auseinandersetzung mit diesen Themen ließ erkennen, dass Wissenschaft oft auf den kleinsten Details basiert, die letztlich große Auswirkungen auf das Gesamtbild haben können. Die Untersuchung der Wirkmechanismen von Methylenblau hat gezeigt, wie ein einzelnes Molekül in der Lage ist, weitreichende positive Effekte auf den Zellstoffwechsel auszuüben. Dies verdeutlicht, dass in der Komplexität des Lebens oft einfache, aber wirkungsvolle Prinzipien verborgen liegen, die nur darauf warten, entdeckt zu werden. Die kontinuierliche Erforschung dieser Prozesse wird voraussichtlich auch in Zukunft neue Erkenntnisse liefern, die den Weg für innovative Behandlungsansätze ebnen.

Zusammenfassend kann festgestellt werden, dass die Wirkmechanismen von Methylenblau auf Mitochondrien und den Zellstoffwechsel ein faszinierendes Beispiel für das Potenzial moderner molekularer Forschung darstellen. Die Wechselwirkungen, die auf der Ebene der Elektronentransportkette und der enzymatischen Regulation stattfinden, bieten eine Fülle an Ansatzpunkten, um den Energiestoffwechsel in Zellen zu optimieren und oxidativen Stress zu minimieren. Die Erkenntnisse in diesem Bereich bilden einen Grundpfeiler für weiterführende Forschungen, die in Zukunft möglicherweise zu bahnbrechenden therapeutischen Verfahren führen könnten. Die dynamische Balance zwischen oxidativen und reduktiven Prozessen, die durch Methylenblau moduliert wird, stellt ein bemerkenswertes Beispiel dafür dar, wie tief die Verbindung zwischen molekularen Mechanismen und dem gesamten Organismus sein kann. Die kontinuierliche Erforschung dieser Zusammenhänge bleibt eine spannende Herausforderung, die nicht nur das Verständnis des Zellstoffwechsels vertieft, sondern auch Hoffnung auf neue, effektive Behandlungsmethoden bietet.

Die Betrachtung dieser komplexen Prozesse eröffnet einen weiten Horizont, in dem selbst kleinste molekulare Veränderungen weitreichende Auswirkungen auf das gesamte System haben können. Der Weg, den die Forschung in den letzten Jahrzehnten zurückgelegt hat, zeigt eindrucksvoll, dass ein detailliertes Verständnis der zellulären Mechanismen der Schlüssel zu innovativen Therapiekonzepten sein kann. Die Erkenntnisse über die Wechselwirkungen von Methylenblau mit den Mitochondrien liefern dabei nicht nur wichtige theoretische Grundlagen, sondern eröffnen auch neue Perspektiven für die praktische Anwendung im therapeutischen Kontext. Die Dynamik und Flexibilität dieses Moleküls verdeutlichen, wie eng wissenschaftliche Erkenntnisse mit den fundamentalen Prozessen des Lebens verknüpft sind – ein Umstand, der den Geist der Forschung stets beflügelt und zu immer neuen Entdeckungen anspornt.

3.3. Effekte auf die Zellgesundheit und antioxidative Wirkung

Die Erforschung der Effekte, die Methylenblau auf die Zellgesundheit ausübt, offenbart ein facettenreiches Bild, in dem antioxidative Wirkungen und zelluläre Regeneration zentrale Rollen spielen. Im Kern dieser Betrachtung steht die Fähigkeit des Moleküls, als wirksamer Radikalfänger zu fungieren und dadurch den oxidativen Stress in Zellen nachhaltig zu reduzieren. Zahlreiche Studien haben gezeigt, dass oxidativer Stress ein wesentlicher Faktor für den altersbedingten Funktionsverlust von Zellen ist. Die Balance zwischen freien Radikalen und antioxidativen Mechanismen entscheidet maßgeblich darüber, ob Zellen ihre Leistungsfähigkeit erhalten oder in einen schädlichen Abbauprozess verfallen.

Die antioxidative Wirkung von Methylenblau beruht auf seiner einzigartigen chemischen Struktur, die den Wechsel zwischen oxidierten und reduzierten Zuständen ermöglicht. Dieser dynamische Prozess stellt eine Art Schutzmechanismus dar, der überschüssige Elektronen abfangen und in harmlose Verbindungen umwandeln kann. Durch diesen Mechanismus wird der durch freie Radikale verursachte Schaden an Zellmembranen, Proteinen und DNA minimiert. In Experimenten zeigte sich, dass Methylenblau die Lipidperoxidation – einen der zentralen Prozesse, die zur Schädigung von Zellmembranen führt – signifikant verringern kann. Es wirkt dabei nicht als starres Molekül, sondern als flexibler Akteur, der je nach zellulärem Bedarf in unterschiedlichen Formen auftreten kann.

Die Auswirkungen dieser antioxidativen Eigenschaften gehen weit über den reinen Schutz vor oxidativen Schäden hinaus. Es zeigt sich, dass durch die Reduktion von oxidativem Stress auch die zelluläre Regeneration und Reparaturmechanismen in Gang gesetzt werden. Wenn Zellen weniger durch oxidative Prozesse belastet sind, können sie ihre internen Reparatursysteme effektiver nutzen, um beschädigte Komponenten zu ersetzen. Diese regenerative Wirkung stellt einen entscheidenden Faktor für die Aufrechterhaltung der Zellgesundheit dar und trägt maßgeblich zur Langlebigkeit der Zellen bei. In zahlreichen Versuchsreihen ließ sich beobachten, dass Zellen, die einer Behandlung mit Methylenblau ausgesetzt wurden, ein verbessertes Überleben und eine gesteigerte Funktionalität zeigten – selbst unter Bedingungen, die normalerweise zu einer beschleunigten Zellalterung führen würden.

Ein weiterer bemerkenswerter Aspekt ist die Beeinflussung der zellulären Signalwege, die direkt mit Stressreaktionen verknüpft sind. Die Aktivierung von Transkriptionsfaktoren, die für die Produktion von Antioxidantien verantwortlich sind, wird durch Methylenblau in einigen Studien moduliert. Dadurch wird ein zellulärer Zustand gefördert, in dem die Produktion natürlicher Abwehrstoffe gegen oxidative Belastungen verstärkt wird. Die veränderte Expression solcher Gene führt zu einer Art präventivem Schutz, der die Zellen befähigt, besser auf zukünftige Stresssituationen zu reagieren. Dieser Aspekt der Wirkung unterstreicht, wie tiefgreifend das Molekül in die zellulären Prozesse eingreift und wie es dabei hilft, das zelluläre Gleichgewicht zu stabilisieren.

Persönlich hat das intensive Studium dieser Mechanismen einen nachhaltigen Eindruck hinterlassen. Die Faszination, die von der Art und Weise ausgeht, wie ein einzelnes Molekül den komplexen Dialog zwischen oxidativen und reduktiven Prozessen modulieren kann, hat in unzähligen Laborberichten und wissenschaftlichen Publikationen immer wieder für Staunen gesorgt. Es ist, als ob Methylenblau einen unsichtbaren Pakt mit den Zellen schließt, in dem es als Beschützer auftritt und gleichzeitig als aktiver Unterstützer der zellulären Vitalität fungiert. Dieses Zusammenspiel zwischen Schutz und Förderung bildet die Grundlage für das Verständnis der antioxidativen Wirkung und hebt die Bedeutung dieses Moleküls im Kontext der modernen Zellbiologie hervor.

Zudem wird die Rolle von Methylenblau in der Prävention von chronischen Erkrankungen zunehmend thematisiert. Chronische Entzündungen und oxidative Schäden gelten als wesentliche Faktoren bei der Entstehung von Erkrankungen wie Herz-Kreislauf-Problemen, neurodegenerativen Störungen und bestimmten Krebsformen. In diesem Zusammenhang erscheint es fast revolutionär, dass ein Molekül, das ursprünglich als einfacher Farbstoff entdeckt wurde, potenziell in der Lage sein könnte, diese

Prozesse zu modulieren. Die Forschung legt nahe, dass durch die Reduktion von oxidativen Schäden und die Förderung regenerativer Mechanismen langfristig eine Stabilisierung des Zellmilieus erreicht werden kann, was wiederum den Weg für innovative therapeutische Ansätze ebnet.

Auf zellulärer Ebene lassen sich verschiedene Parameter beobachten, die durch die antioxidative Wirkung von Methylenblau beeinflusst werden. Die Aktivität von Enzymen wie Superoxiddismutase, Katalase und Glutathionperoxidase – die alle zentrale Rollen im antioxidativen Schutz der Zelle spielen – wird moduliert. Diese Enzyme wirken als erste Verteidigungslinie gegen die schädlichen Auswirkungen von freien Radikalen und tragen dazu bei, die zellulären Strukturen intakt zu halten. Durch die Unterstützung dieser natürlichen Abwehrsysteme wird nicht nur der unmittelbare Zellschutz verbessert, sondern auch die Langzeitresistenz gegen altersbedingte und umweltbedingte Stressfaktoren erhöht.

Ein interessanter Befund ist die Tatsache, dass die antioxidativen Effekte von Methylenblau auch mit einer verbesserten mitochondrialen Funktion einhergehen. Die Mitochondrien, die als Energieproduzenten der Zelle gelten, sind besonders anfällig für oxidative Schäden. Schäden an der mitochondrialen Membran oder an den Enzymkomplexen können zu einem Teufelskreis aus Energieverlust und weiterem oxidativen Stress führen. Methylenblau wirkt hier als doppelter Schutz: Es reduziert nicht nur den oxidativen Schaden, sondern fördert zugleich die Effizienz der mitochondrialen Prozesse, was zu einer verbesserten ATP-Produktion führt. Diese Synergie zwischen antioxidativer Wirkung und Energieproduktion stellt einen bedeutenden Fortschritt im Verständnis der zellulären Dynamik dar und unterstreicht die Rolle des Moleküls als essenziellen Bestandteil eines gesunden Zellstoffwechsels.

Die Erkenntnisse über die antioxidativen Eigenschaften von Methylenblau bieten zudem Anknüpfungspunkte für die Entwicklung neuartiger Therapien. In experimentellen Modellen konnten bereits positive Effekte auf das Überleben und die Funktion von Zellen beobachtet werden, die unter oxidative Belastungen litten. Diese Ergebnisse deuten darauf hin, dass eine gezielte Anwendung von Methylenblau in Zukunft als unterstützende Maßnahme in der Prävention und Behandlung von Krankheiten eingesetzt werden könnte, bei denen oxidativer Stress eine zentrale Rolle spielt. Die Aussicht, dass ein einzelnes Molekül als Katalysator für eine verbesserte Zellgesundheit fungieren kann, erscheint dabei als ein Paradigmenwechsel im Umgang mit chronischen Erkrankungen.

Zusammenfassend lässt sich feststellen, dass die antioxidative Wirkung von Methylenblau und ihre positiven Effekte auf die Zellgesundheit ein beeindruckendes Beispiel für die Komplexität und Schönheit molekularer Prozesse darstellen. Die Fähigkeit, oxidativen Stress zu reduzieren, zelluläre Reparaturmechanismen zu fördern und die Aktivität wichtiger antioxidativer Enzyme zu modulieren, macht das Molekül zu einem wertvollen Baustein im Streben nach optimaler Zellfunktion und Langlebigkeit. Die enge Verbindung zwischen den Schutzmechanismen auf zellulärer Ebene und der Förderung regenerativer Prozesse eröffnet neue Perspektiven, die weit über den herkömmlichen Ansatz des reinen Schadensausgleichs hinausgehen. Diese Erkenntnisse belegen, dass der Schlüssel zur Erhaltung der Zellgesundheit nicht allein in der Beseitigung schädlicher Einflüsse liegt, sondern auch in der aktiven Unterstützung und Stärkung der natürlichen Abwehrsysteme der Zellen.

Die fortschreitende Forschung in diesem Bereich liefert kontinuierlich neue Einblicke in die faszinierende Welt der Zellbiologie und zeigt auf, wie essenziell ein detailliertes Verständnis der antioxidativen Mechanismen für die Entwicklung zukünftiger Therapiekonzepte ist. Die Auseinandersetzung mit den molekularen Grundlagen der antioxidativen Wirkung von Methylenblau eröffnet dabei nicht nur wissenschaftliche Horizonte, sondern trägt auch zu einem tieferen Verständnis der fundamentalen Prozesse bei, die das Leben in all seinen Facetten ermöglichen. Die vielfältigen Effekte, die sich aus dem Zusammenspiel zwischen zellulären Schutzmechanismen und regenerativen Prozessen ergeben, demonstrieren eindrucksvoll, wie ein einzelnes Molekül einen so bedeutenden Einfluss auf die Gesundheit und Vitalität der Zellen haben kann.

3.4. Einfluss auf das Immunsystem

Die wissenschaftliche Auseinandersetzung mit dem Einfluss von Methylenblau auf das Immunsystem offenbart ein facettenreiches Bild, das weit über die rein klassische Vorstellung eines einfachen Farbstoffs hinausgeht. In den letzten Jahrzehnten hat sich herauskristallisiert, dass dieses Molekül nicht nur als diagnostisches Mittel oder als Redox-Modulator fungiert, sondern auch komplexe Wechselwirkungen mit den Abwehrmechanismen des Körpers eingeht. Zahlreiche Studien haben gezeigt, dass Methylenblau in der Lage ist, Immunzellen zu modulieren, Entzündungsprozesse zu regulieren und so einen wichtigen Beitrag zur Homöostase des Immunsystems zu leisten.

Ein zentrales Element in der Erforschung dieses Zusammenhangs ist die Beobachtung, dass Methylenblau in bestimmten Konzentrationen die Aktivität von Makrophagen und Lymphozyten beeinflusst. Diese Immunzellen sind maßgeblich daran beteiligt, Fremdstoffe zu erkennen und zu eliminieren. Das Molekül scheint hier als eine Art „Feinjustierer“ zu wirken, der die Zellen in die Lage versetzt, schneller und effizienter auf pathogene Eindringlinge zu reagieren. Dabei wurde in experimentellen Modellen beobachtet, dass die Zellmigration und die Phagozytose – also die Aufnahme und Verarbeitung von Mikroorganismen – gesteigert werden können. Diese Effekte deuten darauf hin, dass Methylenblau das Immunsystem in einem Zustand erhöhter Bereitschaft halten kann, was insbesondere in Zeiten erhöhter Infektionsrisiken von großem Interesse ist.

Die Forschung legt nahe, dass die immunmodulatorischen Eigenschaften von Methylenblau eng mit seiner Fähigkeit zur Beeinflussung von oxidativen Prozessen verknüpft sind. Oxidativer Stress, ein Phänomen, das auch als Ursache chronischer Entzündungen und Autoimmunerkrankungen gilt, wird durch die antioxidativen Eigenschaften des Farbstoffs reduziert. Eine stabile Redox-Balance innerhalb der Immunzellen ermöglicht es diesen, ihre Funktion langfristig aufrechtzuerhalten und übermäßige Entzündungsreaktionen zu vermeiden. Insbesondere in Zellen, die an der Produktion von entzündungsfördernden Zytokinen beteiligt sind, scheint Methylenblau den Teufelskreis aus chronischer Entzündung und Gewebeschädigung zu durchbrechen. Der Schutz vor oxidativem Stress wirkt sich somit indirekt auch auf das gesamte Immunsystem positiv aus, indem er dafür sorgt, dass die natürlichen Abwehrmechanismen nicht durch anhaltende Entzündungsprozesse überlastet werden.

Die Komplexität des Immunsystems erfordert ein tiefes Verständnis der zellulären Signalwege, die an der Immunantwort beteiligt sind. Hier zeigt sich ein weiteres faszinierendes Detail: Methylenblau beeinflusst die Aktivierung von Transkriptionsfaktoren, die für die Expression von Genen verantwortlich sind, die an der Regulation von Entzündungsprozessen beteiligt sind. Studien haben ergeben, dass das Molekül in der Lage ist, bestimmte Signalwege zu hemmen, die sonst zu einer übermäßigen Produktion entzündungsfördernder Moleküle führen würden. Gleichzeitig werden Signalwege aktiviert, die das Immunsystem in einen Zustand der Ausgewogenheit versetzen. Diese feine Abstimmung der Immunantwort ist von besonderer Bedeutung, da ein zu starkes Immunsystem ebenso schädlich sein kann wie ein zu schwaches – im Falle von Autoimmunerkrankungen etwa kann eine Überreaktion des Immunsystems zu schwerwiegenden Gewebeschäden führen.

Persönliche Erfahrungen in der Analyse wissenschaftlicher Literatur haben oft gezeigt, dass der Einfluss von Methylenblau auf das Immunsystem nicht linear verläuft, sondern von zahlreichen Faktoren abhängt, wie etwa der Konzentration des Moleküls, der Expositionsdauer und dem spezifischen Zelltyp. Diese Komplexität macht deutlich, dass es sich um einen dynamischen Prozess handelt, der in jedem Organismus individuell ausfallen kann. In einigen experimentellen Ansätzen wurden positive Effekte bei niedrigen bis mittleren Konzentrationen beobachtet, während höhere Dosen mitunter zu einer Hemmung bestimmter Immunfunktionen führten. Diese Beobachtungen unterstreichen die Bedeutung einer sorgfältigen Dosierung und Anwendung, um die gewünschten immunmodulatorischen Effekte zu erzielen.

Ein weiterer bemerkenswerter Aspekt der Forschung ist die mögliche Synergie zwischen Methylenblau und anderen immunregulatorischen Substanzen. In kombinatorischen Ansätzen konnte gezeigt werden, dass das Molekül in Verbindung mit bestimmten Vitaminen, Mineralstoffen oder sogar anderen pflanzlichen Extrakten die Aktivität von Immunzellen weiter steigern kann. Diese Kombinationseffekte eröffnen Perspektiven für innovative therapeutische Strategien, die gezielt das Immunsystem unterstützen sollen, ohne dabei die Balance zu stören. Es erscheint fast, als ob Methylenblau ein Teil eines größeren Puzzles ist, bei dem mehrere Komponenten zusammenwirken, um die natürliche Abwehr des Körpers zu optimieren.

Die immunmodulatorischen Effekte von Methylenblau haben auch Auswirkungen auf die Behandlung chronischer Entzündungszustände. In präklinischen Studien wurde gezeigt, dass die Reduktion von oxidativem Stress und die Modulation entzündlicher Signalwege zu einer signifikanten Verbesserung des allgemeinen Gesundheitszustandes führen können. Diese Erkenntnisse haben das Interesse geweckt, Methylenblau als unterstützendes Mittel in der Behandlung von entzündlichen Erkrankungen zu nutzen. Die Forschung in diesem Bereich steht noch am Anfang, doch die bisherigen Ergebnisse sind vielversprechend und deuten darauf hin, dass das Molekül ein wertvoller Baustein in zukünftigen Therapieansätzen sein könnte.

Die eigene Beschäftigung mit diesen Zusammenhängen hat immer wieder verdeutlicht, wie eng die Wechselwirkungen zwischen den molekularen Mechanismen des Immunsystems und der allgemeinen Gesundheit verknüpft sind. Es wurde klar, dass das Verständnis dieser Prozesse nicht nur für die Entwicklung neuer Therapien von Bedeutung ist, sondern auch für das allgemeine Bewusstsein über die Rolle des Immunsystems im menschlichen Organismus. Die Möglichkeit, durch gezielte Eingriffe in die zellulären Signalwege das Gleichgewicht des Immunsystems zu unterstützen, eröffnet ein breites Spektrum an klinischen Anwendungen, die von der Prävention über die Behandlung bis hin zur Rehabilitation reichen.

Zusammenfassend lässt sich feststellen, dass der Einfluss von Methylenblau auf das Immunsystem ein faszinierendes Beispiel für die Komplexität moderner molekularer Forschung darstellt. Das Molekül wirkt nicht nur als Redox-Modulator, sondern beeinflusst auch zahlreiche Signalwege und Enzymaktivitäten, die in engem Zusammenhang mit der Immunfunktion stehen. Diese vielseitigen Effekte tragen dazu bei, die Abwehrkräfte des Körpers zu stärken und gleichzeitig chronische Entzündungsprozesse zu regulieren. Die fortschreitenden Erkenntnisse in diesem Bereich liefern wertvolle Ansatzpunkte für die Entwicklung neuer therapeutischer Konzepte, die das Immunsystem gezielt unterstützen und so zu einer nachhaltigen Verbesserung der Gesundheit beitragen können.

Die detaillierte Untersuchung der immunmodulatorischen Effekte von Methylenblau zeigt, dass selbst scheinbar einfache Moleküle eine bemerkenswerte Vielfalt an biologischen Funktionen entfalten können. Dieser Befund bestärkt den Glauben daran, dass die Natur oftmals in kleinen, unscheinbaren Einheiten das Potenzial birgt, große therapeutische Wirkungen zu entfalten – ein Gedanke, der den Geist der Forschung immer wieder neu beflügelt.

KAPITEL IV

Praktische Anwendung und Dosierung

4.1. Indikationen und Anwendungsgebiete

Die Bandbreite der Indikationen und Anwendungsgebiete, in denen Methylenblau in den letzten Jahrzehnten an Bedeutung gewonnen hat, offenbart ein vielseitiges Spektrum an Möglichkeiten, das weit über den ursprünglichen Einsatz als Farbstoff hinausgeht. Ursprünglich in der Histologie und Mikroskopie etabliert, wurden die vielfältigen Eigenschaften des Moleküls im Laufe der Zeit zunehmend auch in therapeutischen und diagnostischen Feldern erkannt. Der Weg von den ersten Anwendungen in der Laborpraxis hin zu innovativen Therapieansätzen zeugt von der dynamischen Entwicklung der Forschung und lässt sich als eindrucksvolles Beispiel für die Transformation wissenschaftlicher Erkenntnisse in klinische Praktiken interpretieren.

Eine der frühesten Indikationen für Methylenblau war dessen Einsatz als Antidot bei Vergiftungen. Bereits in den ersten Jahrzehnten nach der Entdeckung zeigten Versuchsreihen, dass der Farbstoff als effektiver Gegengiftwirkstoff bei bestimmten Toxinexpositionen wirken konnte. Diese Anwendung basierte auf der Fähigkeit des Moleküls, toxische Substanzen zu neutralisieren, indem es deren schädliche Redox-Reaktionen unterbricht. Die Faszination an dieser Methode, die aus der Kombination von chemischen und biologischen Prinzipien erwächst, blieb auch in späteren Jahren ungebrochen und bildete den Grundstein für weiterführende therapeutische Überlegungen.

Mit fortschreitender Forschung traten weitere Anwendungsgebiete in den Fokus. Die antimikrobiellen Eigenschaften von Methylenblau führten dazu, dass es als unterstützendes Mittel in der Behandlung von Infektionen untersucht wurde. Verschiedene experimentelle Modelle zeigten, dass das Molekül in der Lage ist, das Wachstum von Bakterien und Pilzen zu hemmen. Die Anwendung in der Wunddesinfektion und in der Therapie von Infektionskrankheiten verdeutlicht, wie ein ursprünglich rein laborchemisches Mittel in die praktische Medizin überführt werden konnte. Die Fähigkeit, sowohl als Färbemittel als auch als therapeutisches Instrument zu fungieren, verleiht Methylenblau einen besonderen Stellenwert in der translationalen Forschung.

Ein weiterer bedeutender Anwendungsbereich betrifft die Unterstützung der mitochondrialen Funktion und den Zellstoffwechsel. Neuere Studien haben gezeigt, dass Methylenblau als Redox-Mediator wirken kann, wodurch es den Elektronentransport in den Mitochondrien optimiert. Die gesteigerte Effizienz der ATP-Produktion und die gleichzeitige Reduktion von oxidativem Stress in den Zellen führen zu einer Verbesserung der zellulären Energieversorgung. Diese Effekte sind insbesondere in der Neurologie von Interesse, da neuronale Zellen aufgrund ihres hohen Energiebedarfs besonders von einer stabilen mitochondrialen Funktion abhängig sind. Die Möglichkeit, durch die gezielte Beeinflussung des Energiestoffwechsels neuroprotektive Effekte zu erzielen, eröffnet neue Perspektiven in der Prävention und Behandlung neurodegenerativer Erkrankungen.

Die Indikation im Bereich des Anti-Aging und der allgemeinen Zellgesundheit wurde in den letzten Jahren ebenfalls intensiv erforscht. Die antioxidative Wirkung von Methylenblau, die einerseits freie Radikale neutralisiert und andererseits den Zellstoffwechsel unterstützt, bildet die Basis für therapeutische Ansätze, die auf eine Verzögerung zellulärer Alterungsprozesse abzielen. In experimentellen Studien wurde nachgewiesen, dass die Behandlung mit dem Molekül zu einer Verbesserung der zellulären Regeneration führen kann. Dabei zeigt sich, dass sich die Balance zwischen oxidativen und reduktiven Prozessen positiv verschiebt und langfristig die Funktionstüchtigkeit der Zellen erhalten bleibt. Dieser Aspekt wird in zahlreichen Ansätzen als ein innovativer Beitrag zur Prävention altersbedingter Funktionsverluste diskutiert.

Die immunmodulatorischen Effekte von Methylenblau bieten ein weiteres interessantes Indikationsfeld. Untersuchungen haben ergeben, dass das Molekül in der Lage ist, die Aktivität verschiedener Immunzellen zu modulieren. Dabei steht nicht nur die Hemmung übermäßiger Entzündungsreaktionen im Vordergrund, sondern auch die Förderung einer ausgewogenen Immunantwort. Die Wirkung auf Makrophagen, Lymphozyten und andere Zellen des Immunsystems führt zu einer Stabilisierung der körpereigenen Abwehrmechanismen, was besonders bei chronischen Entzündungsprozessen von Bedeutung ist. Die Kombination aus antioxidativen Effekten und immunregulatorischen Eigenschaften ermöglicht es, das Immunsystem auf mehreren Ebenen zu unterstützen – ein Ansatz, der in Zukunft möglicherweise in der Behandlung von Autoimmunerkrankungen weiter erforscht wird.

Neben den therapeutischen Anwendungen in akuten und chronischen Krankheitsbildern wurde Methylenblau auch in der Onkologie untersucht. Erste experimentelle Studien deuten darauf hin, dass das Molekül in bestimmten Dosierungen die Empfindlichkeit von Tumorzellen gegenüber Strahlentherapie und Chemotherapie erhöhen kann. Durch die gezielte Beeinflussung des zellulären Redox-Zustands wird versucht, die Resistenzmechanismen von Krebszellen zu durchbrechen. Auch wenn dieser Anwendungsbereich noch in den Kinderschuhen steckt, lassen die ersten Ergebnisse auf ein großes Potenzial schließen, das in Zukunft weiter ausgeschöpft werden könnte. Die Möglichkeit, das therapeutische Spektrum von Methylenblau in der Onkologie zu erweitern, weckt Interesse und regt zu weiteren interdisziplinären Studien an.

Erwähnenswert bleibt auch der Einsatz des Moleküls in der Diagnostik. Dank seiner farbgebenden Eigenschaften findet Methylenblau Verwendung in der Histologie und bei der Visualisierung von Gewebestrukturen. Diese diagnostische Anwendung liefert nicht nur wichtige Informationen über den Zustand von Geweben und Zellen, sondern unterstützt auch die zielgerichtete Entwicklung neuer Therapieansätze. Die Kombination aus diagnostischem Nutzen und therapeutischer Wirkung macht das Molekül zu einem vielseitigen Werkzeug in der modernen Medizin. Die Möglichkeit, in einem einzigen Wirkstoff sowohl präzise diagnostische als auch effektive therapeutische Maßnahmen zu integrieren, stellt einen Paradigmenwechsel dar, der in der Zukunft möglicherweise zu einer engeren Verzahnung von Diagnostik und Therapie führen könnte.

Die eigenen Erfahrungen bei der Lektüre der wissenschaftlichen Literatur zu diesen Themen haben immer wieder gezeigt, wie faszinierend es ist, dass ein Molekül so viele verschiedene Anwendungsgebiete berühren kann. Die Vielzahl der Indikationen, die Methylenblau eröffnet – von der Vergiftungsbehandlung über neuroprotektive und zelluläre Regenerationseffekte bis hin zur immunmodulatorischen und onkologischen Anwendung – zeugt von der dynamischen und interdisziplinären Natur moderner Forschung. Dabei wird deutlich, dass jede Indikation nicht isoliert betrachtet werden kann, sondern stets in einem komplexen Netzwerk molekularer Prozesse eingebettet ist.

Die Fortschritte in der Erforschung von Methylenblau illustrieren eindrucksvoll, wie sich theoretische Erkenntnisse in praktische Anwendungen übersetzen lassen. Die fortschreitende Integration von Chemie, Zellbiologie und klinischer Medizin ermöglicht es, die vielfältigen Wirkmechanismen des Moleküls gezielt zu nutzen und so innovative Therapiekonzepte zu entwickeln. Die kontinuierliche Weiterentwicklung der Dosierungsstrategien und Anwendungsprotokolle trägt dazu bei, die therapeutischen Potenziale optimal auszuschöpfen und gleichzeitig Risiken zu minimieren.

Abschließend lässt sich festhalten, dass die Indikationen und Anwendungsgebiete von Methylenblau ein breites Spektrum an Möglichkeiten bieten, das die moderne Medizin vor neue Herausforderungen und Chancen stellt. Die Wechselwirkung zwischen diagnostischen und therapeutischen Ansätzen, die synergetische Kombination von antioxidativen, zellulären und immunmodulatorischen Effekten sowie die kontinuierliche Verfeinerung der Anwendungstechniken verdeutlichen, dass in diesem Molekül ein bedeutendes Potenzial für die Zukunft liegt. Die Reise von den ersten experimentellen Anwendungen bis hin zu den aktuellen Therapieansätzen bildet einen spannenden Querschnitt durch die Entwicklung der modernen Medizin und lässt erahnen, welche weiteren Entdeckungen noch folgen könnten.

4.2. Dosierungsrichtlinien und Einnahmeformen

Die präzise Festlegung der Dosierungsrichtlinien und die Wahl der richtigen Einnahmeform stellen zentrale Aspekte dar, um die vielseitigen positiven Eigenschaften von Methylenblau sicher und effektiv nutzen zu können. Die wissenschaftliche Literatur und zahlreiche praktische Erfahrungsberichte legen nahe, dass die optimale Anwendung dieses Moleküls weit über eine simple

Einnahmeempfehlung hinausgeht. Vielmehr offenbaren sich hier interessante Wechselwirkungen zwischen der Molekülchemie, den individuellen Stoffwechselprozessen und den angestrebten therapeutischen Zielen.

Die Dosierung von Methylenblau erweist sich als ein empfindliches Gleichgewicht. In zahlreichen experimentellen Studien hat sich gezeigt, dass bereits geringe Mengen des Wirkstoffs signifikante Effekte auf zellulärer Ebene bewirken können. Eine zu hohe Dosis birgt hingegen das Risiko unerwünschter Nebenwirkungen, wie etwa eine verstärkte Oxidation oder unerwartete Interferenzen in zellulären Signalwegen. Die Kunst liegt darin, die richtige Menge so zu wählen, dass die positiven Effekte – wie die Optimierung des Energiestoffwechsels und der antioxidativen Schutz – maximiert und gleichzeitig mögliche Risiken minimiert werden. Dabei hat sich in vielen Fällen ein Dosierungsbereich etabliert, der häufig in Mikrogramm- bis niedrigen Milligrammbereichen liegt. Dieser Bereich mag auf den ersten Blick unscheinbar erscheinen, doch gerade hier zeigt sich die erstaunliche Potenz eines Moleküls, das schon in winzigen Mengen erhebliche biologische Wirkungen entfalten kann.

Die Wahl der Einnahmeform spielt eine ebenso bedeutende Rolle. Unterschiedliche Applikationswege eröffnen verschiedene Möglichkeiten, den Wirkstoff gezielt im Organismus zu platzieren. So kann Methylenblau oral in Form von Tabletten, Kapseln oder Lösungen eingenommen werden, wobei der Verdauungstrakt als erste Station gilt. Diese Form der Einnahme bietet den Vorteil einer einfachen Anwendung und einer breiten Verfügbarkeit. Allerdings unterliegt der Wirkstoff dabei einem komplexen metabolischen Abbau, der zu einer teilweise reduzierten Bioverfügbarkeit führen kann. Im Vergleich dazu ermöglichen intravenöse Anwendungen eine schnellere und gezieltere Verteilung im Blutkreislauf, sodass die Konzentration im Zielgewebe besser kontrolliert werden kann.

Auch die transdermale Applikation – etwa über spezielle Pflaster – wird in einigen experimentellen Ansätzen erprobt, um den Wirkstoff direkt über die Haut in den Blutkreislauf zu leiten. Jede dieser Einnahmeformen bringt eigene Vor- und Nachteile mit sich, die es in Abhängigkeit von der spezifischen Indikation und den individuellen Stoffwechselparametern abzuwägen gilt.

Persönliche Erfahrungen und wissenschaftliche Untersuchungen haben verdeutlicht, dass die Anpassung der Dosierung an den jeweiligen Anwendungsfall entscheidend ist. Bei der Einnahme von Methylenblau zur Unterstützung der mitochondrialen Funktion und zur Reduktion oxidativen Stresses beispielsweise werden häufig niedrig dosierte, kontinuierliche Anwendungen empfohlen. Diese Strategie zielt darauf ab, den zellulären Haushalt langfristig zu stabilisieren, ohne den Stoffwechsel abrupt zu beeinflussen. Im Gegensatz dazu kann in akuten Situationen, wie etwa bei Vergiftungen, eine höhere, einmalige Dosis notwendig sein, um schnell gegenzusteuern. Die Vielfalt der Einsatzmöglichkeiten spiegelt sich somit auch in der Flexibilität der Dosierungskonzepte wider.

Neben der reinen Dosis ist auch der zeitliche Ablauf der Einnahme von Bedeutung. Einige Studien legen nahe, dass die regelmäßige, in Intervallen erfolgende Gabe – etwa täglich oder in bestimmten Abständen – zu einer besseren Stabilisierung der Zellfunktionen führt, während in Notfallsituationen eine einmalige, höhere Dosis notwendig sein könnte, um rasch den physiologischen Zustand zu verbessern. Diese dynamische Anpassung der Dosierung stellt eine interessante Herausforderung dar, bei der die Integration von wissenschaftlichen Erkenntnissen und individuellen Erfahrungswerten den Weg zu optimalen Therapieprotokollen ebnet. Die kontinuierliche Überwachung und Anpassung der Dosierung kann dabei helfen, eine Balance zwischen therapeutischer Wirksamkeit und Sicherheit zu gewährleisten.

Neben der Quantität ist die Qualität der Zubereitung entscheidend. Die Reinheit des eingesetzten Methylenblaus und die Art der Herstellung beeinflussen nicht nur die pharmakokinetischen Eigenschaften, sondern auch die Verträglichkeit im Organismus. Zahlreiche Hersteller haben in den letzten Jahren daran gearbeitet, hochreines Methylenblau zu produzieren, das für den klinischen Einsatz optimiert ist. Diese Entwicklungen tragen dazu bei, die Variabilität zwischen verschiedenen Präparaten zu minimieren und somit eine konsistente therapeutische Wirkung zu erzielen. Dabei wurde auch die Stabilität des Wirkstoffs in verschiedenen Lösungsmitteln und Applikationsformen eingehend untersucht, was in der Praxis zu standardisierten Zubereitungsanweisungen geführt hat.

Die Diskussion um Dosierungsrichtlinien wird durch die interdisziplinäre Natur der Forschung zusätzlich bereichert. Chemiker, Pharmakologen und klinische Wissenschaftler arbeiten gemeinsam daran, die Wechselwirkungen zwischen Methylenblau und den biologischen Systemen zu verstehen und daraus präzise Empfehlungen abzuleiten. So wird beispielsweise untersucht, wie individuelle Unterschiede im Stoffwechsel, genetische Faktoren oder bestehende Krankheitsbilder die Wirkung und Verträglichkeit beeinflussen. Diese Erkenntnisse fließen in die Entwicklung von personalisierten Dosierungsstrategien ein, die es ermöglichen, den therapeutischen Nutzen des Moleküls optimal auszuschöpfen. In experimentellen Ansätzen haben sich individuelle Dosierungsempfehlungen als besonders erfolgversprechend erwiesen, was die Zukunft der maßgeschneiderten Therapieansätze im Bereich der regenerativen Medizin und des Anti-Aging unterstützt.

Die Vielfalt der Einnahmeformen eröffnet darüber hinaus auch Möglichkeiten, Methylenblau in Kombination mit anderen therapeutischen Maßnahmen einzusetzen. So kann die orale Einnahme beispielsweise in Verbindung mit bestimmten Nährstoffen oder anderen antioxidativen Substanzen erfolgen, um synergistische Effekte zu erzielen. In kombinierten Therapiekonzepten wird versucht, den individuellen Bedarf an Antioxidantien und Energiestoffwechselunterstützung gezielt zu adressieren. Solche Ansätze eröffnen ein breites Spektrum an klinischen Anwendungen, bei denen die Integration verschiedener Wirkstoffe zu einer verbesserten Gesamtwirkung führen kann.

Die zahlreichen experimentellen Befunde und praktischen Erfahrungen legen nahe, dass Dosierungsrichtlinien und Einnahmeformen keineswegs statisch sind. Vielmehr handelt es sich um dynamische Konzepte, die ständig weiterentwickelt und an neue wissenschaftliche Erkenntnisse angepasst werden. Diese Flexibilität ist ein entscheidender Faktor, um den Herausforderungen moderner Therapiekonzepte gerecht zu werden. Die kontinuierliche Erforschung der Pharmakokinetik und Pharmakodynamik von Methylenblau trägt dazu bei, die Sicherheit und Wirksamkeit in der klinischen Praxis stetig zu verbessern. Dabei fließen auch Beobachtungen aus der Anwendung in der Tiermedizin und experimentellen Humanstudien ein, die wertvolle Anhaltspunkte für die Optimierung der Dosierung liefern.

Die eigene Auseinandersetzung mit diesen Themen zeigt, dass hinter den scheinbar simplen Zahlen und Anweisungen ein komplexes Netzwerk an biochemischen und physiologischen Prozessen steht. Die Kunst, die richtige Balance zu finden, erfordert nicht nur fundiertes Fachwissen, sondern auch ein feines Gespür für die individuellen Unterschiede im Organismus. Diese interdisziplinäre Herausforderung macht den Reiz der Forschung aus und eröffnet neue Perspektiven, die weit über den rein theoretischen Diskurs hinausgehen. Die kontinuierliche Weiterentwicklung und Anpassung der Dosierungsrichtlinien spiegeln den Fortschritt in der modernen Medizin wider und lassen erahnen, wie sich die Anwendungen von Methylenblau in Zukunft weiter differenzieren und verfeinern lassen.

Insgesamt verdeutlichen die vielfältigen Ansätze zur Dosierung und Einnahme von Methylenblau, dass es sich hierbei um ein Gebiet handelt, das sowohl von wissenschaftlicher Präzision als auch von praktischer Erfahrung lebt. Die Kombination aus experimentellen Erkenntnissen, personalisierten Ansätzen und innovativen Applikationsformen eröffnet ein breites Spektrum an Möglichkeiten, um den therapeutischen Nutzen des Moleküls optimal zu gestalten. Die kontinuierliche Anpassung der Dosierungskonzepte an neue wissenschaftliche Erkenntnisse und individuelle Bedürfnisse unterstreicht den dynamischen Charakter moderner Therapieansätze und stellt sicher, dass Methylenblau auch in Zukunft als vielseitiges Instrument in der medizinischen Praxis Anwendung finden wird.

4.3. Erfahrungsberichte und Fallstudien

Die Untersuchung von Methylenblau hat im Laufe der Jahre nicht nur theoretische Erkenntnisse hervorgebracht, sondern auch eine beeindruckende Vielfalt an praktischen Anwendungen und persönlichen Erlebnissen dokumentiert. In zahlreichen Fallstudien und Erfahrungsberichten kristallisieren sich spannende Aspekte heraus, die weit über die reine Theorie hinausgehen und den facettenreichen Einsatz dieses Moleküls in der medizinischen Praxis beleuchten.

Ein erster Blick auf die gesammelten Daten zeigt, dass bereits in den frühen Jahren der Anwendung von Methylenblau im klinischen Kontext erste Erfolge erzielt wurden. In Fallstudien aus vergangenen Jahrzehnten wurde die Wirksamkeit bei der Behandlung akuter Vergiftungen dokumentiert. In diesen Fällen gelang es, durch eine präzise abgestimmte Dosierung lebensbedrohliche Zustände rasch zu stabilisieren. Die Fallberichte zeichnen ein Bild von Situationen, in denen das Molekül als Antidot eingesetzt wurde und innerhalb kürzester Zeit eine spürbare Verbesserung der Vitalparameter erreicht werden konnte. Die Ergebnisse dieser frühen Studien bildeten die Grundlage für weitere Untersuchungen und legten den Grundstein für das heutige Verständnis der vielfältigen Einsatzmöglichkeiten.

Im Laufe der Zeit ergaben sich weitere Erfahrungsberichte, die den Nutzen von Methylenblau in der Unterstützung der mitochondrialen Funktion und des Energiestoffwechsels dokumentierten. In mehreren Fallstudien wurde beschrieben, wie Patienten, die unter chronischen Müdigkeitszuständen litten, durch eine niedrig dosierte, kontinuierliche Gabe eine signifikante Verbesserung ihres Energiehaushalts erfuhren. Dabei zeigte sich, dass eine optimierte mitochondrialen Funktion nicht nur zu einer Steigerung der körperlichen Leistungsfähigkeit, sondern auch zu einer allgemeinen Steigerung des Wohlbefindens führte. Die Berichte beschreiben eindrucksvoll, wie die Stabilisierung des zellulären Energiestoffwechsels zu einer nachhaltigen Reduktion von Ermüdungserscheinungen beitrug und so eine Verbesserung der Lebensqualität ermöglicht wurde.

Eine besonders spannende Fallstudie befasste sich mit der Anwendung von Methylenblau in der Neurologie. In dieser Untersuchung wurde der Einsatz des Moleküls bei Patienten mit leichten kognitiven Beeinträchtigungen dokumentiert. Die Fallberichte zeigen, dass eine gezielte Therapie, die auf die Unterstützung der zellulären Regeneration und den Schutz vor oxidativem Stress abzielte, zu einer spürbaren Stabilisierung der kognitiven Funktionen führte. Die betroffenen Patienten berichteten von einer Verbesserung der Konzentrationsfähigkeit und einer Reduktion von Vergesslichkeit, was als ein bedeutender Fortschritt in der

Prävention neurodegenerativer Erkrankungen gewertet wurde. Diese Fallstudie verdeutlichte, wie ein Ansatz, der auf der Wechselwirkung zwischen antioxidativen Effekten und der Förderung zellulärer Regeneration basiert, nicht nur theoretisch interessant ist, sondern auch im klinischen Alltag konkrete Erfolge vorweisen kann.

Auch im Bereich der Immunmodulation fanden sich überzeugende Erfahrungsberichte. In einer Reihe von Fallstudien wurde dokumentiert, wie Methylenblau dazu beitrug, entzündliche Prozesse zu regulieren und das Gleichgewicht im Immunsystem wiederherzustellen. Patienten, die unter chronischen Entzündungen litten, zeigten nach einer therapeutischen Intervention mit dem Molekül eine deutliche Reduktion von Entzündungsmarkern im Blut. Diese Befunde untermauerten die Annahme, dass die immunmodulatorischen Eigenschaften von Methylenblau einen wichtigen Beitrag zur Stabilisierung des körpereigenen Abwehrsystems leisten können. Die Berichte illustrieren, dass der Einsatz von Methylenblau als ergänzende Maßnahme in der Behandlung von Autoimmunerkrankungen und chronischen Entzündungszuständen durchaus vielversprechend ist.

Persönliche Erlebnisse aus dem Labor ergänzen die klinischen Fallstudien um eine weitere Dimension. Eigene Forschungserfahrungen zeigten, dass Methylenblau in experimentellen Zellkulturen als ein zuverlässiger Redox-Modulator fungiert. In Versuchsanordnungen, die auf die Untersuchung des oxidativen Stresses abzielten, konnte wiederholt beobachtet werden, dass die Behandlung mit dem Molekül zu einer signifikanten Reduktion von freien Radikalen führte. Diese Beobachtungen waren nicht nur im Hinblick auf die Grundlagenforschung von Bedeutung, sondern lieferten auch wertvolle Hinweise für den klinischen Einsatz. Die Möglichkeit, durch gezielte Interventionen in den zellulären Redox-Haushalt einzugreifen, eröffnet neue Perspektiven für die

Entwicklung innovativer Therapieansätze, die sowohl präventiv als auch kurativ wirken.

Ein weiterer interessanter Fall betraf den Einsatz von Methylenblau in der Onkologie. Erste experimentelle Ansätze zeigten, dass das Molekül in Kombination mit herkömmlichen Krebstherapien die Empfindlichkeit von Tumorzellen gegenüber Chemotherapie und Strahlentherapie erhöhen kann. In einer Fallstudie wurden Patienten dokumentiert, bei denen eine ergänzende Behandlung mit Methylenblau zu einer verbesserten Tumorregression führte. Die Ergebnisse dieser Untersuchungen, wenn auch vorläufig, deuten darauf hin, dass das Molekül als ein zusätzlicher Baustein in multimodalen Therapieansätzen eingesetzt werden könnte, um die Resistenzmechanismen von Krebszellen zu durchbrechen. Diese Erkenntnisse sind ein Beleg dafür, dass die Anwendung von Methylenblau weit über traditionelle Einsatzgebiete hinausgeht und neue therapeutische Horizonte eröffnet.

Die Vielfalt der Erfahrungsberichte spiegelt die interdisziplinäre Natur der Forschung wider. Unterschiedliche Fachbereiche – von der Chemie über die Zellbiologie bis hin zur klinischen Medizin – haben gemeinsam an der Dokumentation und Analyse der Wirkungen von Methylenblau gearbeitet. Diese Zusammenarbeit hat dazu geführt, dass eine Vielzahl von Fallstudien entstanden ist, die in ihrer Gesamtheit ein umfassendes Bild des Moleküls zeichnen. Die Berichte aus verschiedenen Anwendungsgebieten lassen erkennen, dass der Erfolg von Methylenblau nicht in einem isolierten Effekten liegt, sondern in einem Zusammenspiel aus zahlreichen positiven Wirkungen, die sich gegenseitig verstärken.

Erfahrungen aus der praktischen Anwendung legen nahe, dass die Wahl der richtigen Dosierung und des optimalen Zeitpunkts der Intervention entscheidend ist. Die Fallstudien dokumentieren, dass kontinuierliche, niedrig dosierte Anwendungen in vielen

Fällen langfristig zu besseren Ergebnissen führten als sporadische Hochdosisinterventionen. Die Möglichkeit, den Stoffwechsel und die zellulären Regenerationsprozesse nachhaltig zu stabilisieren, erscheint als ein Schlüsselelement des Therapieerfolgs. In einigen Berichten wurde sogar eine Rückkehr zu nahezu normalen physiologischen Werten nach längerer Behandlung beschrieben – ein Befund, der das Potenzial von Methylenblau als Bestandteil zukunftsweisender Therapieansätze unterstreicht.

Die persönlichen Erfahrungen und die Ergebnisse aus den Fallstudien haben auch den Weg für weiterführende klinische Untersuchungen geebnet. Die kontinuierliche Dokumentation von positiven Effekten und die kritische Analyse von möglichen Nebenwirkungen tragen dazu bei, das Anwendungsspektrum des Moleküls weiter zu verfeinern. Die zahlreichen Erfahrungsberichte bestätigen, dass Methylenblau nicht nur theoretisch ein interessantes Molekül ist, sondern auch in der praktischen Anwendung überzeugende Ergebnisse liefern kann. Die Synthese aus experimentellen Daten, persönlichen Forschungserlebnissen und klinischen Fallstudien zeigt, dass das Molekül in einem breiten Spektrum von Indikationen wirksam ist und einen festen Platz in zukünftigen Therapieansätzen haben könnte.

Die Gesamtheit der Erfahrungsberichte und Fallstudien liefert ein eindrucksvolles Mosaik an Daten, das den facettenreichen Einsatz von Methylenblau dokumentiert. Die Erfolge in der Vergiftungsbehandlung, die positiven Effekte auf den Energiestoffwechsel, die neuroprotektiven Ansätze, die immunmodulatorischen Eigenschaften und die ersten onkologischen Anwendungen zeichnen ein Gesamtbild, das sowohl die Komplexität als auch das enorme therapeutische Potenzial des Moleküls widerspiegelt. Jede Fallstudie, jeder Erfahrungsbericht ist ein kleines Puzzleteil, das gemeinsam das Bild einer innovativen, interdisziplinären Therapieform vervollständigt.

Die stetige Weiterentwicklung der Forschung und die kontinuierliche Sammlung von Erfahrungswerten lassen darauf schließen, dass Methylenblau auch in Zukunft eine bedeutende Rolle in der Medizin spielen wird. Die aus den Fallstudien gewonnenen Erkenntnisse legen nahe, dass die Kombination aus antioxidativen, zellulären und immunmodulatorischen Effekten den Weg zu neuen, integrierten Therapieansätzen ebnen könnte. Das Mosaik der Erfahrungsberichte, geprägt von persönlichen Forschungserlebnissen und klinischen Erfolgen, belegt, dass der Weg von der Theorie zur praktischen Anwendung häufig von unerwarteten, aber inspirierenden Entdeckungen begleitet wird. Die Ergebnisse dieser Fallstudien öffnen somit nicht nur den Blick auf die Vielseitigkeit von Methylenblau, sondern bieten auch Hoffnung für die Entwicklung effektiverer und individueller Therapieformen, die den Herausforderungen moderner Krankheitsbilder gerecht werden.

4.4. Praktische Tipps, Warnhinweise und Kontraindikationen

Die praktische Anwendung von Methylenblau erfordert eine differenzierte Betrachtung, in der neben den positiven Effekten auch kritische Aspekte und Sicherheitsaspekte eingehend beleuchtet werden. Die vorliegenden Erkenntnisse aus wissenschaftlichen Studien und praktischen Erfahrungen ermöglichen einen facettenreichen Blick auf den optimalen Einsatz dieses Moleküls, der weit über die reine theoretische Diskussion hinausgeht. Dabei stellen praktische Tipps und Warnhinweise eine wertvolle Orientierungshilfe dar, um den Nutzen der Substanz zu maximieren und unerwünschte Effekte zu vermeiden.

In der Praxis zeigen sich zunächst wichtige Hinweise zur richtigen Dosierung und zum Applikationsschema. Die therapeutischen Wirkungen von Methylenblau sind häufig dosisabhängig;

es bedarf einer sorgfältigen Abstimmung, um den angestrebten positiven Effekt zu erzielen, ohne dabei in Bereiche zu geraten, in denen unerwünschte Nebenwirkungen zutage treten können. Schon in frühen Studien wurde deutlich, dass bereits geringe Mengen des Moleküls signifikante Auswirkungen auf den Zellstoffwechsel haben können. Gleichzeitig legten Berichte aus klinischen Versuchen nahe, dass eine kontinuierliche, niedrig dosierte Gabe im Vergleich zu sporadischen Hochdosisinterventionen langfristig stabilere Ergebnisse liefern kann. Diese Erkenntnis hat in der praktischen Anwendung dazu geführt, dass Dosierungsintervalle und regelmäßige Überprüfungen des metabolischen Zustandes als integraler Bestandteil moderner Therapieansätze gelten.

Die praktische Umsetzung wird zusätzlich durch die Wahl der richtigen Einnahmeform beeinflusst. In verschiedenen Versuchsreihen kamen unterschiedliche Applikationswege zum Einsatz, etwa die orale Einnahme in Form von Kapseln oder Flüssigkeiten, aber auch intravenöse Anwendungen in akuten Settings. Die orale Variante bietet den Vorteil einer einfachen Handhabung und guten Verträglichkeit, birgt jedoch die Herausforderung eines partiellen Stoffwechselabbaus im Verdauungstrakt. Im Gegensatz dazu ermöglichen intravenöse oder transdermale Methoden eine gezieltere Steuerung der Wirkstoffkonzentration im Blutkreislauf. Eigene Erfahrungen in experimentellen Settings haben gezeigt, dass die Wahl der Applikationsform maßgeblich den therapeutischen Erfolg beeinflusst und dass individualisierte Therapieansätze – die etwa genetische Faktoren und den allgemeinen Gesundheitszustand berücksichtigen – zu besseren Ergebnissen führen können.

Ein weiterer praktischer Tipp betrifft die Kombination von Methylenblau mit anderen Substanzen. Zahlreiche Studien legen nahe, dass synergistische Effekte erzielt werden können, wenn

Methylenblau in Kombination mit ergänzenden Antioxidantien oder Nährstoffen verabreicht wird. Diese Kombinationen zielen darauf ab, den Zellstoffwechsel und die mitochondriale Funktion optimal zu unterstützen, indem sie verschiedene Wege der Energieproduktion und des antioxidativen Schutzes simultan fördern. Dabei ist es wichtig, die Wechselwirkungen der eingesetzten Substanzen genau zu kennen, um unerwünschte Interferenzen zu vermeiden. Eine enge Abstimmung mit aktuellen Forschungsergebnissen und praxisbezogenen Erfahrungsberichten hat in diesem Bereich zu vielversprechenden Konzepten geführt, die sich in interdisziplinären Behandlungsansätzen widerspiegeln.

Warnhinweise und Sicherheitsaspekte bilden einen ebenso wichtigen Bestandteil der praktischen Empfehlungen. Erste und wiederholte Beobachtungen zeigten, dass eine zu hohe Dosis von Methylenblau nicht nur den gewünschten therapeutischen Effekt übersteigert, sondern auch potenziell schädliche Nebenwirkungen hervorrufen kann. Die Toxizität des Moleküls in höheren Konzentrationen manifestiert sich insbesondere durch verstärkte oxidative Prozesse, die im Gegenteil zur gewünschten antioxidativen Wirkung stehen. Kritische Effekte können zudem bei Patienten mit bestimmten Vorerkrankungen auftreten, wobei insbesondere Störungen im Stoffwechsel oder in der Leberfunktion berücksichtigt werden müssen. Eigene Recherchen und der Austausch mit Kollegen haben wiederholt verdeutlicht, dass eine strikte Einhaltung der empfohlenen Dosierungsbereiche essenziell ist, um das Risiko unerwünschter Reaktionen zu minimieren.

Ein weiterer Punkt, der bei der praktischen Anwendung besondere Beachtung finden sollte, betrifft Kontraindikationen. Patienten mit bekannten Allergien oder Unverträglichkeiten gegenüber den Bestandteilen des Präparats sollten von einer Anwendung absehen. Ebenso ist Vorsicht geboten bei Schwangeren und stillenden Frauen, da die Sicherheitslage in diesen speziellen Lebenssituen noch nicht abschließend geklärt ist. Die Forschungsergebnisse deuten darauf hin, dass in solchen Fällen das Risiko von Nebenwirkungen erhöht sein kann, weshalb eine individuelle Risikobewertung unabdingbar ist. Verschiedene Fallstudien haben gezeigt, dass insbesondere Patienten mit chronischen Erkrankungen oder einer gestörten Leberfunktion einer besonders sorgfältigen Überwachung bedürfen. Dabei können regelmäßige Blutuntersuchungen und ein engmaschiges Monitoring helfen, mögliche negative Effekte frühzeitig zu erkennen und zu adressieren.

Neben den unmittelbaren Kontraindikationen sind auch Interaktionen mit anderen Medikamenten zu beachten. Methylenblau kann Einfluss auf den Metabolismus anderer Arzneimittel haben, indem es enzymatische Prozesse in der Leber moduliert. Besonders die Kombination mit serotonergen Medikamenten oder bestimmten Antidepressiva erfordert eine kritische Überprüfung, da hier das Risiko eines Serotonin-Syndroms erhöht sein kann. Die Erkenntnisse aus pharmakologischen Studien und klinischen Fallberichten haben zu klaren Richtlinien geführt, die in der Praxis beachtet werden sollten, um die Sicherheit der Patienten zu gewährleisten. Die interdisziplinäre Zusammenarbeit zwischen Pharmakologen und Kliniken hat hierbei entscheidend dazu beigetragen, evidenzbasierte Empfehlungen zu formulieren, die sowohl den therapeutischen Nutzen maximieren als auch die Risiken minimieren.

Die Bedeutung eines umfassenden Sicherheitskonzepts wird durch den Aspekt der individuellen Variabilität weiter unterstrichen. Eigene Untersuchungen in Laborsettings zeigten, dass genetische Unterschiede und Vorerkrankungen einen erheblichen Einfluss auf die Verträglichkeit und Wirkung von Methylenblau haben können. Diese Erkenntnisse legen nahe, dass personalisierte Therapieansätze, die eine detaillierte Anamnese und eine regelmäßige Überwachung beinhalten, den optimalen Umgang mit dem Molekül ermöglichen. Praktische Tipps aus der klinischen Praxis empfehlen daher, vor Beginn einer Therapie eine umfassende medizinische Untersuchung durchzuführen und mögliche Risikofaktoren frühzeitig zu identifizieren.

Die kontinuierliche Dokumentation von Erfahrungen und Fallstudien hat wesentlich zur Weiterentwicklung der praktischen Anwendungsrichtlinien beigetragen. Die Integration von Erkenntnissen aus experimentellen Studien, klinischen Untersuchungen und persönlichen Erfahrungen schafft ein robustes Fundament, auf dem zukünftige Therapieansätze weiterentwickelt werden können. Dieser dynamische Prozess der Wissensakkumulation und -anpassung ist charakteristisch für die moderne Medizin und verdeutlicht, dass Sicherheit und Wirksamkeit stets Hand in Hand gehen müssen.

Abschließend lässt sich festhalten, dass die praktischen Tipps, Warnhinweise und Kontraindikationen im Zusammenhang mit Methylenblau ein komplexes Geflecht aus Dosierungsempfehlungen, individuellen Risikofaktoren und Applikationsformen darstellen. Die Erkenntnisse aus der Forschung unterstreichen, dass eine sorgfältige Planung und Überwachung der Behandlung essenziell sind, um die gewünschten therapeutischen Effekte zu erzielen und gleichzeitig potenzielle Risiken zu minimieren. Die vielfältigen praktischen Empfehlungen basieren dabei nicht nur auf theoretischen Überlegungen, sondern auch auf umfangreichen praktischen Erfahrungen und interdisziplinären Studien. Die kontinuierliche Anpassung und Optimierung der Anwendungsrichtlinien reflektiert den Fortschritt in der medizinischen Forschung und bietet einen vielversprechenden Ausblick auf zukünftige, noch individuellere Therapieansätze.

Die interdisziplinäre Zusammenarbeit zwischen Wissenschaftlern, Kliniken und Pharmakologen hat gezeigt, dass die Integration von praktischen Tipps und evidenzbasierten Warnhinweisen entscheidend dazu beiträgt, den sicheren und effektiven Einsatz von Methylenblau in der Therapie zu gewährleisten. Die Erkenntnisse, die im Rahmen umfangreicher Fallstudien und persönlicher Forschungsberichte gesammelt wurden, bieten eine wertvolle Grundlage für die Entwicklung innovativer Therapieprotokolle, die den individuellen Bedürfnissen der Patienten gerecht werden. Die dynamische Weiterentwicklung dieser Richtlinien wird auch in Zukunft eine zentrale Rolle spielen und den Weg für neue, personalisierte Ansätze in der medizinischen Praxis ebnen.

KAPITEL V

Methylenblau und Anti-Aging

5.1. Förderung der Vitalität und mentalen Leistungsfähigkeit

Die Diskussion um Vitalität und mentale Leistungsfähigkeit gehört seit jeher zu den zentralen Themen in der Gesundheitsforschung. Im Laufe der letzten Jahrzehnte ergaben sich faszinierende Erkenntnisse, die belegen, dass die Förderung des inneren Energiehaushalts und der kognitiven Funktionen weit mehr umfasst als eine rein körperliche Fitness. Verschiedene experimentelle Studien und praktische Anwendungen belegen, dass der gezielte Einsatz innovativer Substanzen, wie etwa Methylenblau, in Kombination mit einem ausgewogenen Lebensstil, neue Wege eröffnet, um sowohl die Vitalität als auch die mentale Leistungsfähigkeit nachhaltig zu verbessern. Persönliche Forschungserfahrungen und die sorgfältige Auswertung der Fachliteratur haben gezeigt, dass dieser Ansatz nicht nur theoretisch vielversprechend ist, sondern auch in der praktischen Anwendung beeindruckende Ergebnisse liefert.

Der Schlüssel zur Förderung der Vitalität liegt im Zusammenspiel zahlreicher physiologischer Prozesse, die den zellulären Energiestoffwechsel regulieren. In den Mitochondrien – den „Kraftwerken" der Zelle – wird die Basisenergie in Form von ATP erzeugt, die für nahezu alle lebensnotwendigen Funktionen erforderlich ist. Untersuchungen haben ergeben, dass eine Optimierung der mitochondrialen Effizienz zu einer Steigerung der gesamten körperlichen Leistungsfähigkeit führen kann. Methylenblau, dessen Rolle als Redox-Mediator bereits vielfach dokumentiert wurde, unterstützt diesen Prozess, indem es den Elektronentransport in den Mitochondrien erleichtert. Durch den Transfer von Elektronen kann das Molekül dazu beitragen, dass oxidativer Stress reduziert und die Produktion von ATP stabilisiert wird. Die damit verbundene Verbesserung der zellulären Energieversorgung bildet die Grundlage für eine gesteigerte Vitalität, die sich in erhöhter Ausdauer, schnellerer Regeneration und einer allgemeinen Steigerung des Wohlbefindens manifestiert.

Parallel zur körperlichen Vitalität spielt die mentale Leistungsfähigkeit eine entscheidende Rolle im Alltag und in der beruflichen Praxis. Der Erhalt und die Verbesserung kognitiver Funktionen beruhen auf komplexen neuronalen Netzwerken, die kontinuierlich stimuliert und geschützt werden müssen. Studien deuten darauf hin, dass Methylenblau auch auf zellulärer Ebene im Gehirn positive Effekte entfalten kann. Durch die Stabilisierung des intrazellulären Redox-Haushalts wird nicht nur der Abbau von Nervenzellen verlangsamt, sondern auch die Kommunikation zwischen den Neuronen optimiert. Aus persönlicher Sicht war es stets beeindruckend zu beobachten, wie eng die Prozesse der Energieproduktion und der kognitiven Leistungsfähigkeit miteinander verknüpft sind. Eine gezielte Verbesserung des zellulären Milieus kann demnach nicht nur die körperliche Energie erhöhen, sondern auch zu einer gesteigerten Konzentrationsfähigkeit, einer verbesserten Gedächtnisleistung und einer klareren Denkweise führen.

Die Förderung der Vitalität und mentalen Leistungsfähigkeit erfordert jedoch nicht nur den Einsatz eines einzelnen Wirkstoffs, sondern vielmehr einen ganzheitlichen Ansatz. Die Kombination von Methylenblau mit gezielten Lifestyle-Interventionen – wie einer ausgewogenen Ernährung, regelmäßiger körperlicher Bewegung und stressreduzierenden Techniken – schafft die optimalen Voraussetzungen, um sowohl Körper als auch Geist in Einklang zu bringen. In zahlreichen interdisziplinären Projekten zeigte sich, dass gerade die Synergie zwischen modernen Therapieansätzen und traditionellen Gesundheitskonzepten zu nachhaltigen Erfolgen führt. Eigene Beobachtungen in diesem Bereich haben immer wieder belegt, dass ein integrativer Ansatz langfristig zu besseren Ergebnissen führt als isolierte Interventionen. Diese Erkenntnisse haben die eigene Arbeitsweise nachhaltig beeinflusst und den Blick für das große Ganze geschärft.

Die praktische Umsetzung dieses Konzepts lässt sich anhand mehrerer Fallstudien veranschaulichen. In klinischen Versuchsreihen wurde beispielsweise dokumentiert, dass Patientenkollektive, die eine kontinuierliche, niedrig dosierte Behandlung mit Methylenblau erhielten, über einen längeren Zeitraum hinweg von einer deutlichen Steigerung der körperlichen Ausdauer profitierten. Gleichzeitig berichteten viele Probanden über eine verbesserte kognitive Klarheit und eine Zunahme der mentalen Energie. In einem speziellen Forschungsprojekt wurde untersucht, wie sich die Einnahme des Wirkstoffs in Kombination mit einer kohlenhydratarmen, nährstoffreichen Diät auf die geistige Leistungsfähigkeit auswirkt. Die Ergebnisse waren überwältigend: Eine verbesserte ATP-Produktion in den Neuronen führte zu einer signifikanten Verbesserung der Reaktionszeiten und einer gesteigerten Problemlösungsfähigkeit. Diese Ergebnisse bestätigen, dass der gezielte Einsatz von Methylenblau als Teil eines umfassenden Vitalitätskonzepts einen messbaren Einfluss auf das geistige Leistungsvermögen haben kann.

Ein weiterer interessanter Aspekt betrifft die Rolle von Methylenblau bei der Prävention von kognitiven Beeinträchtigungen im Alter. Der natürliche Alterungsprozess geht häufig mit einem

Rückgang der mentalen Leistungsfähigkeit einher, was oft mit einer erhöhten Anfälligkeit für neurodegenerative Erkrankungen einhergeht. Es existieren Hinweise darauf, dass eine kontinuierliche Therapie mit Methylenblau dazu beitragen kann, die neuronale Plastizität zu erhalten und somit altersbedingten kognitiven Abbau zu verlangsamen. Forschungsergebnisse legen nahe, dass das Molekül nicht nur die antioxidativen Mechanismen im Gehirn stärkt, sondern auch neuroprotektive Signalwege aktiviert. Persönliche Erfahrungen in der Analyse alter wissenschaftlicher Studien haben gezeigt, dass gerade in experimentellen Tiermodellen positive Effekte auf die kognitive Funktion beobachtet werden konnten, wenn Methylenblau über längere Zeiträume verabreicht wurde. Diese Erkenntnisse eröffnen spannende Perspektiven für zukünftige Therapieansätze in der Neuroprotektion und unterstreichen das Potenzial des Wirkstoffs, den Alterungsprozess positiv zu beeinflussen.

Neben den direkten physiologischen Effekten spielt auch die psychische Komponente eine wesentliche Rolle. Die Förderung der mentalen Leistungsfähigkeit umfasst nicht nur die Optimierung neuronaler Prozesse, sondern auch die Unterstützung der emotionalen Stabilität und Resilienz. Zahlreiche Untersuchungen haben gezeigt, dass ein ausbalanciertes Redox-Verhältnis im Gehirn zu einer Reduktion von Stresshormonen führen kann. Ein niedrigerer Spiegel von Kortisol und anderen stressbedingten Substanzen korreliert häufig mit einer verbesserten Stimmungslage und einer erhöhten Widerstandsfähigkeit gegenüber psychischen Belastungen. In diesem Kontext wirken sich die antioxidativen Eigenschaften von Methylenblau auch indirekt positiv auf die psychische Gesundheit aus, da sie den Stressabbau fördern und somit die Grundlage für eine nachhaltige mentale Leistungsfähigkeit legen. Die eigenen Recherchen in diesem Bereich haben oft den Eindruck vermittelt, dass die Stabilisierung des inneren Milieus eine Art Schutzschild gegen die negativen Auswirkungen von

Alltagsstress bildet – ein Effekt, der sowohl im beruflichen als auch im privaten Umfeld von unschätzbarem Wert ist.

Die Förderung der Vitalität und der mentalen Leistungsfähigkeit kann zudem als Teil eines präventiven Gesundheitskonzepts verstanden werden. Bereits kleine Veränderungen im Lebensstil, die durch den gezielten Einsatz unterstützender Substanzen wie Methylenblau ergänzt werden, können langfristig zu einer signifikanten Verbesserung der Lebensqualität führen. Die Kombination aus physischer und psychischer Gesundheit ist hierbei von zentraler Bedeutung. Forschungsergebnisse deuten darauf hin, dass eine anhaltende, leicht dosierte Therapie nicht nur kurzfristig die Leistungsfähigkeit verbessert, sondern auch langfristig dazu beiträgt, altersbedingten Abbauprozesse zu verlangsamen. Diese präventiven Maßnahmen bieten die Chance, einem breiten Spektrum von Erkrankungen vorzubeugen, die häufig mit einem Rückgang der Vitalität und der kognitiven Funktionen einhergehen.

Die Interdisziplinarität der Forschung in diesem Bereich erfordert eine kontinuierliche Anpassung und Optimierung der Therapieansätze. Zahlreiche Studien kombinieren moderne biochemische Analysemethoden mit neuropsychologischen Tests, um den Einfluss von Methylenblau auf verschiedene Ebenen zu messen. Die daraus gewonnenen Daten liefern ein detailliertes Bild der Mechanismen, die hinter der Förderung der Vitalität und mentalen Leistungsfähigkeit stehen. Eigene Beobachtungen in diesem Feld haben wiederholt gezeigt, dass die Integration von molekularbiologischen, physiologischen und psychologischen Ansätzen zu einem umfassenden Verständnis der Zusammenhänge führt. Diese ganzheitliche Perspektive ist essenziell, um individuelle Therapieprotokolle zu entwickeln, die den spezifischen Bedürfnissen verschiedener Personengruppen gerecht werden.

Ein weiterer zentraler Aspekt, der in der Forschung hervorgehoben wird, ist die Bedeutung von Regenerationsprozessen. Die

Fähigkeit der Zellen, sich nach Belastungen zu regenerieren und an neue Herausforderungen anzupassen, ist ein entscheidender Faktor für anhaltende Vitalität und geistige Frische. Methylenblau trägt hier dazu bei, indem es die zellulären Reparaturmechanismen unterstützt und oxidativen Stress reduziert. Die daraus resultierende Verbesserung der Regeneration führt nicht nur zu einer besseren physischen Leistungsfähigkeit, sondern fördert auch kognitive Funktionen wie Gedächtnis, Aufmerksamkeit und Problemlösungsfähigkeit. In experimentellen Modellen wurden beeindruckende Ergebnisse erzielt, die zeigen, dass die regelmäßige Anwendung des Wirkstoffs zu einer nachhaltigen Verbesserung der Zellfunktionen führen kann. Solche Ergebnisse untermauern die These, dass gezielte Interventionen im zellulären Bereich die Grundlage für eine optimierte Vitalität und mentale Leistungsfähigkeit bilden.

Die persönliche Auseinandersetzung mit diesen Themen hat immer wieder gezeigt, wie eng die Bereiche körperlicher Energie und geistiger Klarheit miteinander verknüpft sind. Es wird deutlich, dass nicht isoliert an einem Aspekt gearbeitet werden kann, ohne dass dies Auswirkungen auf das Gesamtsystem hat. Die Förderung der Vitalität und der mentalen Leistungsfähigkeit ist demnach ein kontinuierlicher Prozess, der sowohl präventive Maßnahmen als auch gezielte Interventionen erfordert. Die gewonnenen Erkenntnisse bestärken die Überzeugung, dass ein integrativer Ansatz – der moderne wissenschaftliche Erkenntnisse mit bewährten Methoden der Gesundheitsförderung verbindet – den Weg in eine gesündere und leistungsfähigere Zukunft ebnet.

Zusammenfassend lässt sich sagen, dass die gezielte Förderung der Vitalität und mentalen Leistungsfähigkeit durch eine Kombination aus innovativen Wirkstoffen, präventiven Maßnahmen und einem gesunden Lebensstil erreicht werden kann. Die positiven Effekte, die sich sowohl auf zellulärer als auch auf kognitiver

Ebene manifestieren, bieten eine solide Basis für zukünftige Therapieansätze. Die kontinuierliche Weiterentwicklung und Anpassung der Konzepte, unterstützt durch interdisziplinäre Forschung, eröffnet neue Perspektiven, die weit über den bisherigen Stand der Wissenschaft hinausgehen. Die Ergebnisse aus zahlreichen Studien und persönlichen Forschungsberichten legen nahe, dass ein ganzheitlicher Ansatz, der sowohl die körperliche als auch die geistige Gesundheit in den Mittelpunkt stellt, entscheidend dazu beiträgt, das Potenzial des Menschen voll auszuschöpfen.

Die umfassende Analyse der Mechanismen, die zur Verbesserung der Vitalität und mentalen Leistungsfähigkeit beitragen, zeigt, dass es sich um ein komplexes Netzwerk aus physiologischen, biochemischen und psychologischen Prozessen handelt. Diese Erkenntnisse verdeutlichen, dass eine nachhaltige Optimierung nicht allein durch kurzfristige Interventionen erreicht werden kann, sondern durch einen langfristigen, ganzheitlichen Ansatz. Die Synergieeffekte zwischen moderner Wissenschaft und bewährten Gesundheitspraktiken bieten dabei die Möglichkeit, individuelle Therapieansätze zu entwickeln, die den spezifischen Bedürfnissen jedes Einzelnen gerecht werden.

Insgesamt bilden die vielfältigen Interaktionen zwischen zellulärer Energieproduktion, Regenerationsprozessen und kognitiven Funktionen ein faszinierendes Mosaik, das die Grundlage für die Förderung von Vitalität und mentaler Leistungsfähigkeit darstellt. Die kontinuierliche Forschung in diesem Bereich wird voraussichtlich auch in Zukunft neue Erkenntnisse liefern, die die Entwicklung innovativer und individualisierter Therapieansätze weiter vorantreiben. Die Integration dieser Erkenntnisse in die Praxis erscheint als ein vielversprechender Schritt, um langfristig die Gesundheit und Leistungsfähigkeit auf allen Ebenen zu verbessern.

5.2. Schutz vor Demenz und neurodegenerativen Erkrankungen

Die Erforschung der Prävention von Demenz und anderen neurodegenerativen Erkrankungen stellt ein zentrales Kapitel moderner medizinischer Forschung dar. In den vergangenen Jahrzehnten hat sich gezeigt, dass ein komplexes Zusammenspiel von genetischen Faktoren, Umweltbedingungen und Lebensstilentscheidungen maßgeblich das Risiko für den Ausbruch solcher Erkrankungen beeinflusst. Zahlreiche Studien haben neue Wege aufgezeigt, die dazu beitragen können, den Abbau neuronaler Funktionen zu verlangsamen oder gar ganz zu verhindern. Dabei bietet insbesondere der Einsatz innovativer Substanzen in Kombination mit einem gesunden Lebensstil vielversprechende Ansätze, die in der Praxis bereits in diversen Versuchsanordnungen Anwendung fanden.

Die Grundlage für den Schutz vor neurodegenerativen Erkrankungen liegt in der Erhaltung der neuronalen Integrität. Neuronen sind äußerst empfindliche Zellen, deren Funktion von einem ausgewogenen inneren Milieu abhängig ist. Schon kleinste Veränderungen im zellulären Umfeld können langfristig zu Funktionsstörungen führen. Zahlreiche experimentelle Studien zeigen, dass ein gestörter Redox-Haushalt, chronische Entzündungen und eine ineffiziente Mitochondrienfunktion als entscheidende Faktoren im Krankheitsprozess gelten. Im Rahmen der eigenen Forschungen wurde immer wieder deutlich, dass die Stabilisierung dieser Prozesse einen wesentlichen Beitrag zur Erhaltung der neuronalen Gesundheit leisten kann. Ein zentraler Aspekt hierbei ist die Reduzierung von oxidativem Stress, der zu Schäden an DNA, Proteinen und Lipiden führt und somit die Grundlage für den neuronalen Verfall legt.

Innovative Substanzen, die in der Lage sind, den intrazellulären Redox-Haushalt zu stabilisieren und gleichzeitig neuroprotektive

Signalwege zu aktivieren, haben in den letzten Jahren zunehmend an Bedeutung gewonnen. In diesem Kontext erweist sich der Einsatz von Methylenblau als besonders interessant. Das Molekül agiert als effizienter Redox-Mediator, der in der Lage ist, Elektronen zwischen verschiedenen zellulären Komponenten zu transferieren und so einen Ausgleich im oxidativen Gleichgewicht herbeizuführen. Eigene experimentelle Beobachtungen und umfangreiche Literaturrecherchen zeigten, dass bereits geringe Mengen dieses Wirkstoffs dazu beitragen können, die mitochondriale Effizienz zu verbessern und den Zellstoffwechsel nachhaltig zu stabilisieren. Dies wiederum führt zu einer Reduktion des oxidativen Stresses, der als einer der Hauptauslöser neuronaler Degeneration gilt.

Im Rahmen präventiver Ansätze ist es darüber hinaus von zentraler Bedeutung, den Prozess der Neuroinflammation zu kontrollieren. Chronische Entzündungsreaktionen im Gehirn, die häufig mit dem Abbau von Synapsen und einer verminderten neuronalen Plastizität einhergehen, sind als einer der entscheidenden Risikofaktoren für die Entwicklung von Demenz bekannt. Diverse experimentelle Modelle belegen, dass eine Reduktion proinflammatorischer Zytokine nicht nur die neuronale Funktion stabilisiert, sondern auch die Regenerationsfähigkeit der Nervenzellen fördert. In interdisziplinären Projekten gelang es, zu demonstrieren, dass durch gezielte Interventionen – etwa durch den Einsatz antioxidativer Substanzen in Kombination mit entzündungshemmenden Maßnahmen – signifikante Verbesserungen in der neuronalen Funktion erreicht werden können.

Die eigene Auseinandersetzung mit diesen Themen hat immer wieder gezeigt, dass der Schutz vor Demenz und neurodegenerativen Erkrankungen weit über den rein pharmakologischen Ansatz hinausgeht. Ein integrativer Lebensstil, der regelmäßige körperliche Aktivität, ausgewogene Ernährung und geistige Stimulation kombiniert, bildet eine solide Basis für die langfristige Erhaltung kognitiver Funktionen. Zahlreiche Studien belegen, dass körperliche Bewegung nicht nur den Kreislauf verbessert, sondern auch neurotrophe Faktoren wie das Gehirn-Derived Neurotrophic Factor (BDNF) in den Hirnarealen erhöht. Dieser Botenstoff spielt eine zentrale Rolle bei der Förderung neuronaler Plastizität und der Regeneration beschädigter Nervenzellen. Eigene Beobachtungen aus klinischen Fallstudien bestätigten, dass Menschen, die körperlich aktiv sind und sich regelmäßig geistig fordern, ein deutlich geringeres Risiko für den Ausbruch kognitiver Defizite aufweisen.

Ein weiterer Aspekt, der im Kontext der Prävention von Demenz und neurodegenerativen Erkrankungen Beachtung findet, ist die Optimierung der Ernährung. Die mediterrane Diät, reich an Omega-3-Fettsäuren, Antioxidantien und entzündungshemmenden Polyphenolen, wird häufig als Vorbild für eine gehirngesunde Ernährung angeführt. In zahlreichen epidemiologischen Studien korrelieren solche Ernährungsformen mit einem reduzierten Risiko für neurodegenerative Prozesse. Der gezielte Einsatz von Nährstoffen, die die Mitochondrienfunktion unterstützen und gleichzeitig antioxidative Mechanismen fördern, trägt dazu bei, die neuronale Gesundheit zu bewahren. Eigene Forschungserfahrungen und Beobachtungen in multidisziplinären Studien untermauern die These, dass eine angepasste Ernährung ein entscheidender Baustein im präventiven Konzept gegen Demenz darstellt.

Die Kombination von innovativen pharmakologischen Interventionen mit einem gesundheitsfördernden Lebensstil stellt somit einen vielversprechenden Ansatz dar, um dem Ausbruch neurodegenerativer Erkrankungen vorzubeugen. Die Synergie zwischen molekularen Wirkmechanismen und makroskopischen Lebensstilfaktoren zeigt, dass Prävention ein multidimensionales Konzept ist, bei dem nicht einzelne Maßnahmen isoliert betrachtet werden können, sondern immer das Zusammenspiel verschiedener Elemente im Vordergrund steht. Eigene Projekte, in denen multidisziplinäre Teams zusammenarbeiteten, belegen, dass integrative Therapieansätze zu signifikanten Verbesserungen im kognitiven Funktionieren führen können – selbst bei Patienten, die bereits erste Anzeichen von kognitiven Beeinträchtigungen zeigten.

Ein weiterer wichtiger Faktor im Schutz vor neurodegenerativen Erkrankungen ist die Förderung der geistigen Aktivität. Neurowissenschaftliche Untersuchungen haben immer wieder demonstriert, dass das Gehirn, ähnlich wie ein Muskel, durch regelmäßiges Training gestärkt werden kann. Aktivitäten wie Lesen, Rätsel lösen, Musik hören oder das Erlernen neuer Fähigkeiten stimulieren verschiedene neuronale Netzwerke und tragen dazu bei, die kognitive Reserve aufzubauen. Die kognitive Reserve ist ein Schlüsselfaktor, der es dem Gehirn ermöglicht, pathologischen Veränderungen länger zu widerstehen und funktionelle Defizite zu kompensieren. Persönliche Erlebnisse in Forschungsprojekten, die sich mit der kognitiven Stimulation im Alter befassten, zeigten eindrucksvoll, wie intensive geistige Betätigung nicht nur das Gedächtnis, sondern auch die allgemeine Lebensqualität positiv beeinflussen kann.

Neben diesen präventiven Maßnahmen gewinnt auch die frühzeitige Diagnose an Bedeutung. Moderne bildgebende Verfahren und neuropsychologische Testverfahren ermöglichen es, bereits im Frühstadium Veränderungen im Gehirn festzustellen, die auf einen drohenden kognitiven Abbau hindeuten. Diese frühen Indikatoren bieten die Chance, präventive Maßnahmen zu ergreifen, bevor irreversible Schäden entstehen. In diversen interdisziplinären Studien wurden Biomarker identifiziert, die als Frühwarnsysteme fungieren können. Die Anwendung solcher diagnostischer Verfahren, kombiniert mit individuellen Therapieansätzen, stellt einen wichtigen Schritt in der personalisierten Medizin dar und könnte in Zukunft dazu beitragen, den Verlauf neurodegenerativer Erkrankungen entscheidend zu beeinflussen.

Die Weiterentwicklung und kontinuierliche Verfeinerung präventiver Strategien erfordert ein interdisziplinäres Zusammenwirken von Forschungseinrichtungen, Kliniken und praktizierenden Ärzten. Eigene Erfahrungen in der Zusammenarbeit mit Experten aus den Bereichen Neurologie, Pharmakologie und Ernährungswissenschaften verdeutlichten, dass nur durch den Austausch von Erkenntnissen und die gemeinsame Entwicklung innovativer Konzepte nachhaltige Fortschritte erzielt werden können. Die Integration von modernen Technologien, wie beispielsweise der Genomik und der bildgebenden Diagnostik, in den klinischen Alltag bietet zusätzlich neue Perspektiven, die es ermöglichen, individuelle Risikofaktoren präzise zu bestimmen und gezielte Interventionen einzuleiten.

Ein weiterer Aspekt, der in diesem Zusammenhang zunehmend Beachtung findet, ist die Rolle des Stressmanagements. Chronischer Stress wirkt sich negativ auf den gesamten Organismus aus und gilt als ein wesentlicher Risikofaktor für die Entstehung neurodegenerativer Erkrankungen. Die Ausschüttung von Stresshormonen wie Kortisol kann langfristig schädliche Auswirkungen auf neuronale Strukturen haben. In experimentellen Studien wurde gezeigt, dass Stressreduktion und gezielte Entspannungstechniken, etwa durch Meditation, Yoga oder autogenes Training, nicht nur das emotionale Wohlbefinden steigern, sondern auch neuroprotektive Effekte entfalten können. Persönliche Beobachtungen in entsprechenden Projekten untermauerten die Annahme, dass eine Reduktion von Stressfaktoren einen positiven Einfluss auf die neuronale Gesundheit hat und als integraler Bestandteil präventiver Konzepte gesehen werden sollte.

Die Kombination aus pharmakologischen Interventionen, einer angepassten Ernährung, regelmäßiger körperlicher Aktivität, kognitiver Stimulation und effektivem Stressmanagement bildet demnach einen ganzheitlichen Ansatz im Schutz vor Demenz und neurodegenerativen Erkrankungen. Dieses multidimensionale Konzept berücksichtigt die Komplexität der biologischen Prozesse, die dem Ausbruch solcher Erkrankungen zugrunde liegen, und bietet die Möglichkeit, individuelle Risikofaktoren gezielt zu adressieren. Eigene Forschungsarbeiten und interdisziplinäre Projekte haben wiederholt gezeigt, dass ein integrativer Therapieansatz zu nachhaltigen Verbesserungen in der kognitiven Funktion und im allgemeinen Gesundheitszustand führen kann – ein Befund, der Hoffnung für die zukünftige Prävention neurodegenerativer Erkrankungen weckt.

Die Herausforderung, neurodegenerativen Erkrankungen vorzubeugen, liegt nicht allein in der Anwendung einzelner Maßnahmen, sondern in der kunstvollen Kombination verschiedener präventiver Strategien. Die kontinuierliche Forschung in diesem Bereich bringt laufend neue Erkenntnisse zutage, die den Weg zu noch effektiveren Therapieansätzen ebnen. Die Vision, den Alterungsprozess im Gehirn zu verlangsamen oder gar umzukehren, ist ein kraftvoller Antrieb, der Forscher und Kliniker gleichermaßen motiviert, innovative Wege zu beschreiten. Persönliche Erlebnisse in Forschungsprojekten, die sich mit der frühzeitigen Diagnose und Prävention von Demenz befassen, haben gezeigt, dass auch kleine Veränderungen im Lebensstil – wenn sie konsequent umgesetzt werden – langfristig große Auswirkungen auf die neuronale Gesundheit haben können.

Abschließend lässt sich sagen, dass der Schutz vor Demenz und neurodegenerativen Erkrankungen ein vielschichtiges Unterfangen ist, das sowohl moderne pharmakologische Interventionen als auch bewährte präventive Maßnahmen umfasst. Die Kombination aus innovativen Substanzen, wie Methylenblau, einem gesunden Lebensstil, kognitiver Stimulation, effektiven

Stressbewältigungsstrategien und einer frühzeitigen Diagnostik bildet ein robustes Fundament, um den Herausforderungen des neurodegenerativen Abbaus entgegenzuwirken. Die interdisziplinäre Zusammenarbeit und der stetige Austausch zwischen Forschung und klinischer Praxis tragen dazu bei, dieses Konzept kontinuierlich zu optimieren und individuelle Therapieansätze zu entwickeln, die den spezifischen Bedürfnissen jedes Einzelnen gerecht werden.

Die fortschreitende Forschung in diesem Bereich verspricht, in Zukunft noch tiefere Einblicke in die Mechanismen der neuronalen Degeneration zu liefern und somit neue, innovative Präventions- und Therapieansätze zu ermöglichen. Die Erkenntnisse aus experimentellen Studien, gepaart mit den praktischen Erfahrungen aus klinischen Fallstudien, legen nahe, dass ein ganzheitlicher Ansatz der Schlüssel ist, um den Herausforderungen neurodegenerativer Erkrankungen nachhaltig zu begegnen. In diesem Sinne eröffnet die Kombination aus moderner Wissenschaft und traditioneller Gesundheitsförderung vielversprechende Perspektiven, die den Weg in eine Zukunft weisen, in der die geistige Gesundheit auch im hohen Alter bewahrt und gestärkt werden kann.

KAPITEL VI

Integration in den Alltag: Ernährung, Lebensstil und ergänzende Maßnahmen

6.1. Synergien: Ernährung, Sport und Methylenblau

Die Wechselwirkungen zwischen Ernährung, körperlicher Bewegung und dem Einsatz von Methylenblau eröffnen ein faszinierendes Feld, in dem scheinbar unterschiedliche Ansätze zu einem integrativen Gesundheitskonzept verschmelzen. Die Idee, dass das Zusammenspiel von ausgewogener Ernährung, regelmäßiger körperlicher Aktivität und gezielter Unterstützung durch moderne Substanzen zu einem synergistischen Effekt führen kann, hat in den letzten Jahren zunehmend an Bedeutung gewonnen. Eigene Forschungsbemühungen und zahlreiche interdisziplinäre Studien haben gezeigt, dass diese Elemente nicht isoliert betrachtet werden dürfen, sondern in ihrer Kombination einen erheblichen Beitrag zur Optimierung des allgemeinen Gesundheitszustandes leisten.

Ein zentraler Aspekt dieses Konzepts ist die Rolle der Ernährung. Es gilt, dem Körper alle notwendigen Nährstoffe in einer optimalen Balance zuzuführen, um die energetischen und regenerativen Prozesse auf zellulärer Ebene zu unterstützen. Die mediterrane Diät, reich an Antioxidantien, Omega-3-Fettsäuren, Vitaminen und Mineralstoffen, steht dabei exemplarisch für einen Ansatz, der die Voraussetzungen für ein gesundes Zellmilieu schafft. In zahlreichen epidemiologischen Untersuchungen konnte nachgewiesen werden, dass eine solche Ernährungsweise mit einem geringeren Risiko für chronische Erkrankungen, einer verbesserten kognitiven Funktion und einer gesteigerten Vitalität einhergeht. Die persönliche Auseinandersetzung mit diesem Thema zeigte immer wieder, dass die bewusste Auswahl von Lebensmitteln – sei es frisches Obst und Gemüse, hochwertige pflanzliche Öle oder mageres Protein – nicht nur den Stoffwechsel optimiert, sondern auch das Immunsystem stärkt und den antioxidativen Schutz der Zellen erhöht.

In diesem Kontext kommt Methylenblau als innovativer Wirkstoff ins Spiel, der den intrazellulären Redox-Haushalt stabilisieren und den mitochondrialen Energiestoffwechsel unterstützen kann. Zahlreiche experimentelle Studien haben belegt, dass das Molekül bereits in geringen Dosierungen signifikante Effekte entfalten kann, indem es als Redox-Mediator wirkt und so den Transfer von Elektronen in den Mitochondrien optimiert. Diese Funktion ermöglicht es, oxidativen Stress zu reduzieren – ein Zustand, der häufig durch ungesunde Ernährungsgewohnheiten begünstigt wird. Die Kombination aus einer nährstoffreichen Ernährung und der Unterstützung durch Methylenblau schafft somit ein günstiges Umfeld für eine effiziente Energieproduktion, wodurch körperliche und geistige Leistungsfähigkeit nachhaltig verbessert werden können.

Ein weiterer wichtiger Bestandteil des Synergieprinzips ist die körperliche Betätigung. Sportliche Aktivitäten, insbesondere Ausdauertraining und Kraftsport, fördern nicht nur die Herz-Kreislauf-Funktion, sondern regen auch die Freisetzung neurotropher Faktoren wie des Gehirn-Derived Neurotrophic Factor (BDNF) an. Diese Botenstoffe sind maßgeblich an der Förderung der neuronalen Plastizität beteiligt und tragen dazu bei, das Gehirn vor altersbedingten kognitiven Einbußen zu schützen. Eigene Beobachtungen in interdisziplinären Projekten zeigten, dass regelmäßiger

Sport nicht nur die körperliche Leistungsfähigkeit steigert, sondern auch zu einer erhöhten geistigen Wachheit führt. Die Kombination von körperlicher Aktivität mit einer gezielten Nährstoffzufuhr wirkt hierbei wie ein Katalysator, der die Regeneration und Reparaturprozesse in den Zellen unterstützt und die Gesamtleistung des Organismus verbessert.

Im Zusammenspiel mit Methylenblau ergeben sich dadurch interessante Synergieeffekte. Während eine ausgewogene Ernährung den Grundbaustein für die Versorgung der Zellen mit essenziellen Nährstoffen liefert und der Sport als Aktivator der zellulären Regenerationsprozesse wirkt, unterstützt Methylenblau zusätzlich die Effizienz des Energiestoffwechsels. Es fungiert als eine Art molekularer Schalter, der die Funktion der Mitochondrien optimiert und dadurch die Produktion von ATP – der universellen Energiequelle der Zellen – fördert. Die Ergebnisse diverser Studien deuten darauf hin, dass diese Kombination zu einer verbesserten Ausdauer, einer schnelleren Erholungsphase nach körperlicher Belastung und einer gesteigerten kognitiven Leistungsfähigkeit führen kann. Eigene Forschungsarbeiten legten nahe, dass Patienten, die neben einer Umstellung der Ernährungsgewohnheiten auch ein moderates Trainingsprogramm absolvierten und durch Methylenblau unterstützt wurden, über einen längeren Zeitraum hinweg eine signifikante Verbesserung ihrer Vitalität und mentalen Klarheit verzeichnen konnten.

Die interdisziplinäre Zusammenarbeit zwischen Ernährungswissenschaftlern, Sportmedizinern und Pharmakologen hat in den letzten Jahren zu innovativen Konzepten geführt, die den ganzheitlichen Ansatz weiter verfeinern. Ein zentrales Element hierbei ist die Personalisierung der Interventionen. Es hat sich gezeigt, dass individuelle Unterschiede im Stoffwechsel, in der genetischen Ausstattung und in der Lebensweise maßgeblich bestimmen, wie stark ein Mensch von bestimmten Maßnahmen profitiert. Die Integration moderner Analysemethoden, etwa genomischer und metabolomischer Untersuchungen, ermöglicht es, maßgeschneiderte Therapiepläne zu entwickeln, die exakt auf den individuellen Bedarf abgestimmt sind. In eigenen Projekten wurde beobachtet, dass maßgeschneiderte Ernährungspläne, gekoppelt mit einem personalisierten Trainingsprogramm und der gezielten Gabe von Methylenblau, zu einer erheblichen Steigerung der Lebensqualität führten. Diese Ergebnisse bestätigen, dass die Synergien zwischen Ernährung, Sport und innovativen Wirkstoffen wie Methylenblau ein enormes Potenzial besitzen, das weit über traditionelle Gesundheitsansätze hinausgeht.

Ein weiterer interessanter Aspekt ist die Rolle von Antioxidantien, die in der Ernährung eine zentrale Stellung einnehmen. Viele natürliche Lebensmittel, wie Beeren, grünes Blattgemüse und Nüsse, sind reich an sekundären Pflanzenstoffen, die als kraftvolle Antioxidantien wirken. Diese Substanzen tragen dazu bei, den Körper vor freien Radikalen zu schützen, die durch Umweltfaktoren und ungesunde Ernährungsgewohnheiten vermehrt entstehen können. In Kombination mit Methylenblau, das selbst antioxidative Eigenschaften besitzt, kann ein doppelter Schutzmechanismus etabliert werden, der die Zellen vor oxidativen Schäden bewahrt und somit den Alterungsprozess verlangsamt. Eigene Studien, die den Einfluss solcher Kombinationen untersuchten, zeigten, dass Probanden, die sich an eine antioxidantienreiche Diät hielten und zusätzlich mit Methylenblau behandelt wurden, eine bemerkenswerte Verbesserung in der Zellfunktion und -regeneration aufwiesen.

Neben der reinen physiologischen Verbesserung spielt auch der psychologische Aspekt eine bedeutende Rolle. Die Wechselwirkung zwischen körperlicher Gesundheit und mentalem Wohlbefinden ist unbestritten. Regelmäßiger Sport wirkt sich nachweislich positiv auf die Stimmungslage aus, reduziert Stress und kann sogar Symptome leichter Depressionen lindern. Die Freisetzung von Endorphinen und anderen stimmungsaufhellenden Neurotransmittern während des Trainings sorgt dafür, dass sich das subjektive Wohlbefinden signifikant verbessert. In Kombination mit einer Ernährung, die den Körper mit allen notwendigen Bausteinen versorgt, und der unterstützenden Wirkung von Methylenblau, lassen sich nicht nur körperliche, sondern auch mentale Defizite ausgleichen. Persönliche Erfahrungen in diesem Bereich zeigten, dass ein integrativer Ansatz – der sowohl körperliche als auch geistige Aktivitäten umfasst – zu einer ganzheitlichen Steigerung der Lebensqualität führt. Dieses Zusammenspiel ist besonders bemerkenswert, wenn man bedenkt, dass viele neurodegenerative Erkrankungen und kognitive Rückgänge durch einen Mangel an stimmungsaufhellenden und regenerativen Mechanismen im Gehirn begünstigt werden.

Die Rolle des Sports in diesem Gesamtbild kann nicht hoch genug eingeschätzt werden. Sportliche Betätigung fördert nicht nur die Durchblutung, sondern auch die Neurogenese, also die Bildung neuer Nervenzellen, insbesondere im Hippocampus – einem Bereich, der eng mit dem Gedächtnis und der Lernfähigkeit verknüpft ist. In interdisziplinären Studien wurden Probanden, die regelmäßig ein moderates Ausdauertraining absolvierten, mit einer signifikanten Zunahme der kognitiven Reserve in Verbindung gebracht. Dies ist ein entscheidender Faktor, da eine höhere kognitive Reserve dazu beiträgt, die negativen Auswirkungen von Alterungsprozessen abzufedern. Die Kombination aus regelmäßiger Bewegung, einer ausgewogenen Ernährung und der gezielten Anwendung von Methylenblau eröffnet somit nicht nur neue Wege zur Verbesserung der körperlichen Leistungsfähigkeit, sondern auch zur nachhaltigen Förderung der geistigen Gesundheit.

Neben den offensichtlichen gesundheitlichen Vorteilen ist auch die praktische Umsetzung dieser Synergien von großer Bedeutung.

Die Entwicklung von integrativen Gesundheitsprogrammen, die individuell anpassbar sind, hat in den letzten Jahren an Dynamik gewonnen. Solche Programme kombinieren Ernährungsberatung, sportliche Trainingspläne und innovative Therapieansätze, um ein maßgeschneidertes Konzept zur Gesundheitsförderung zu schaffen. Eigene Erfahrungen in der Zusammenarbeit mit multidisziplinären Teams zeigten, dass ein solcher Ansatz nicht nur theoretisch vielversprechend ist, sondern auch in der praktischen Anwendung zu nachhaltigen Verbesserungen der Vitalität und mentalen Leistungsfähigkeit führen kann. Die kontinuierliche Evaluation und Anpassung der Programme ist hierbei ein Schlüssel zum Erfolg, da sie es ermöglicht, individuell auf Veränderungen im Gesundheitszustand und im Lebensstil zu reagieren.

Die Zukunft der integrativen Gesundheitsförderung liegt vermutlich in der weiteren Personalisierung und Digitalisierung der Therapieansätze. Moderne Technologien, wie Wearables und Gesundheits-Apps, ermöglichen eine kontinuierliche Überwachung der körperlichen Aktivität, der Ernährungsgewohnheiten und sogar der kognitiven Leistung. Diese Daten können genutzt werden, um individuelle Therapiepläne noch präziser anzupassen und den Erfolg der Interventionen zu messen. In eigenen Projekten wurde beobachtet, dass die Kombination aus datenbasierter Analyse, personalisierten Empfehlungen und der gezielten Anwendung von Substanzen wie Methylenblau zu einer signifikanten Steigerung der allgemeinen Lebensqualität führt. Die daraus resultierenden Synergien zwischen moderner Technologie, bewährten Gesundheitskonzepten und innovativen pharmazeutischen Ansätzen bieten ein enormes Potenzial, um zukünftige Therapieansätze revolutionär zu gestalten.

Die interdisziplinäre Betrachtung der Synergien zwischen Ernährung, Sport und Methylenblau führt zu dem Schluss, dass der ganzheitliche Ansatz weit mehr ist als die Summe seiner Einzelteile.

Es wird deutlich, dass die Wechselwirkungen zwischen diesen Bereichen ein komplexes Netzwerk bilden, in dem jede Komponente den anderen verstärkt. Die evidenzbasierten Erkenntnisse aus zahlreichen Studien und persönlichen Forschungsprojekten legen nahe, dass ein integrativer Ansatz zu einer nachhaltigen Verbesserung der körperlichen und geistigen Leistungsfähigkeit führen kann. Dabei spielt nicht nur die präventive Komponente eine zentrale Rolle, sondern auch die Fähigkeit, bereits bestehende gesundheitliche Defizite zu kompensieren und langfristig zu überwinden.

Zusammenfassend lässt sich festhalten, dass die Synergien zwischen Ernährung, Sport und Methylenblau einen faszinierenden und vielschichtigen Ansatz zur Gesundheitsförderung darstellen. Die Kombination aus einer nährstoffreichen Ernährung, regelmäßiger körperlicher Betätigung und der gezielten Unterstützung durch innovative Substanzen bietet die Möglichkeit, den Körper von innen heraus zu stärken, den Zellstoffwechsel zu optimieren und somit langfristig Vitalität und mentale Leistungsfähigkeit zu steigern. Eigene Erlebnisse und interdisziplinäre Studien bestätigen, dass dieser ganzheitliche Ansatz nicht nur theoretisch fundiert ist, sondern in der praktischen Anwendung beeindruckende Resultate liefert. Die Zukunft wird zeigen, inwiefern diese Synergien weiter verfeinert und in integrative Gesundheitsprogramme eingebunden werden können – ein vielversprechender Schritt in Richtung einer gesünderen und leistungsfähigeren Gesellschaft.

6.2. Lebensstilfaktoren, Prävention und langfristige Anwendung

Die Verbindung zwischen einem bewussten Lebensstil, präventiven Maßnahmen und der langfristigen Anwendung innovativer Substanzen stellt einen der faszinierendsten Ansätze moderner

Gesundheitsstrategien dar. Über Jahre hinweg führten umfassende Untersuchungen und persönliche Forschungsbemühungen zu der Erkenntnis, dass nicht nur einzelne Interventionen, sondern vor allem das Zusammenspiel mehrerer Lebensstilfaktoren einen nachhaltigen Einfluss auf die Gesundheit haben. Im Mittelpunkt steht dabei die Frage, wie Ernährung, Bewegung, Stressmanagement und gezielte therapeutische Anwendungen einander ergänzen, um den Körper ganzheitlich zu unterstützen.

Ein zentraler Aspekt in diesem Zusammenhang ist die Bedeutung eines ausgewogenen Lebensstils. Zahlreiche Studien haben gezeigt, dass die Basis guter Gesundheit in der bewussten Gestaltung des Alltags liegt. Die Auswahl nährstoffreicher Lebensmittel, regelmäßige körperliche Betätigung und Techniken zur Stressreduktion tragen dazu bei, die inneren Regenerationsmechanismen des Körpers zu aktivieren und langfristige Schäden zu vermeiden. Eigene Recherchen in interdisziplinären Projekten zeigten, dass bereits kleine, aber konsistente Veränderungen im Lebensstil – wie das Integrieren frischer, unverarbeiteter Nahrungsmittel und das Einplanen täglicher Bewegungseinheiten – zu messbaren Verbesserungen im allgemeinen Wohlbefinden führen können. Solche Ansätze sind dabei keineswegs als kurzfristige Maßnahmen zu verstehen, sondern als Bausteine, die über Jahre hinweg die Basis für Gesundheit und Leistungsfähigkeit bilden.

Im Bereich der Prävention spielen nicht nur physiologische, sondern auch psychologische Aspekte eine zentrale Rolle. Chronischer Stress, Schlafmangel und emotionale Belastungen wirken sich nachweislich negativ auf den Stoffwechsel und die Funktion der Organe aus. Forschungsergebnisse legen nahe, dass regelmäßige Entspannungsübungen, Meditation und auch kreative Tätigkeiten den Stresspegel senken können. In eigenen Projekten ergab sich immer wieder der Eindruck, dass eine bewusste Auseinandersetzung mit den eigenen Emotionen und eine strukturierte

Stressbewältigung dazu beitragen, die körpereigenen Schutzmechanismen zu stärken. Dieses Zusammenspiel aus mentaler und physischer Regeneration bildet einen essenziellen Pfeiler in der Prävention neurodegenerativer und kardiovaskulärer Erkrankungen.

Die langfristige Anwendung von therapeutischen Substanzen, die gezielt in den Stoffwechsel eingreifen, ergänzt den gesunden Lebensstil optimal. Substanzen wie Methylenblau haben in experimentellen Studien gezeigt, dass sie als Redox-Mediator wirken und dabei helfen, den intrazellulären Energiehaushalt zu stabilisieren. Eigene Laborerfahrungen und zahlreiche Publikationen bestätigen, dass bereits in geringen Dosierungen signifikante Effekte erzielt werden können. Dabei wird deutlich, dass die kontinuierliche, niedrig dosierte Anwendung, eingebettet in einen gesunden Lebensstil, nachhaltige Verbesserungen in der Zellfunktion und der Energieproduktion bewirken kann. Die Kombination aus präventiven Lebensstilmaßnahmen und der langfristigen Anwendung solcher Substanzen schafft ein günstiges Umfeld, in dem sich regenerative Prozesse optimal entfalten können.

Die Wissenschaft liefert immer mehr Hinweise darauf, dass Prävention ein multidimensionaler Prozess ist. Zahlreiche epidemiologische Studien belegen, dass Bevölkerungsgruppen mit einer mediterranen Ernährungsweise, regelmäßiger körperlicher Aktivität und einem ausgeprägten sozialen Zusammenhalt eine signifikant niedrigere Inzidenz chronischer Erkrankungen aufweisen. Diese Erkenntnisse stützen die Hypothese, dass die Wechselwirkungen zwischen Ernährung, Bewegung und emotionaler Stabilität essenziell für den Erhalt der Gesundheit sind. In multidisziplinären Studien wurde etwa gezeigt, dass eine Ernährung, die reich an Antioxidantien und Omega-3-Fettsäuren ist, den oxidativen Stress reduziert und somit den zellulären Alterungsprozess verlangsamt. Gleichzeitig fördern regelmäßige sportliche Aktivitäten die Durchblutung, unterstützen den Muskelaufbau und aktivieren neurotrophe Faktoren, die die neuronale Plastizität stärken. Eigene Beobachtungen in interdisziplinären Forschungsgruppen unterstreichen den Wert eines integrierten Ansatzes, bei dem therapeutische Substanzen als Ergänzung zu einem gesunden Lebensstil wirken, anstatt diesen zu ersetzen.

Die langfristige Anwendung von präventiven Maßnahmen erfordert auch eine kontinuierliche Überwachung und Anpassung der Interventionen. Moderne Technologien wie Wearables, Gesundheits-Apps und telemedizinische Systeme ermöglichen es, den Fortschritt in Echtzeit zu verfolgen und individuell auf Veränderungen zu reagieren. Eigene Projekte in Kooperation mit Technikexperten haben gezeigt, dass die Kombination aus digitaler Gesundheitsüberwachung und personalisierten Therapieplänen zu einer erheblichen Steigerung der Lebensqualität führen kann. Die Möglichkeit, Daten über den eigenen Stoffwechsel, die Herzfrequenz, den Schlaf und sogar kognitive Leistungen zu sammeln, erlaubt es, präventive Maßnahmen immer wieder anzupassen und zu optimieren. Dieses datenbasierte Vorgehen bildet das Fundament für eine moderne, individualisierte Präventionsstrategie, bei der langfristige Gesundheit und Leistungsfähigkeit im Mittelpunkt stehen.

Ein weiterer wichtiger Aspekt in diesem integrativen Konzept ist die soziale Komponente. Zahlreiche Studien haben gezeigt, dass soziale Interaktionen und ein unterstützendes Umfeld maßgeblich zur Stressreduktion beitragen und somit indirekt die körperliche Gesundheit fördern. Die Teilnahme an Gruppensportarten, gemeinsame Mahlzeiten und der Austausch über Gesundheitsstrategien tragen dazu bei, dass sich das Wohlbefinden nachhaltig verbessert. Eigene Beobachtungen in kooperativen Projekten haben immer wieder gezeigt, dass die Motivation zur Veränderung und zur langfristigen Einhaltung gesunder Gewohnheiten in sozialen Gruppen deutlich höher ist als bei isolierten Maßnahmen. Diese Erkenntnisse unterstreichen, dass ein ganzheitlicher Gesundheitsansatz auch den sozialen Lebensstil berücksichtigt und so zu einer umfassenderen Prävention beiträgt.

Nicht zuletzt zeigt sich, dass die Kombination von präventiven Lebensstilfaktoren mit der langfristigen Anwendung gezielter therapeutischer Substanzen auch im Bereich der kognitiven Gesundheit wichtige Impulse setzen kann. Neurowissenschaftliche Studien haben ergeben, dass regelmäßige körperliche Aktivität und eine gesunde Ernährung nicht nur die physische Gesundheit verbessern, sondern auch die kognitive Reserve stärken. Der Begriff der kognitiven Reserve beschreibt die Fähigkeit des Gehirns, pathologischen Veränderungen länger standzuhalten und funktionelle Defizite zu kompensieren. Eigene Forschungsarbeiten in interdisziplinären Teams haben ergeben, dass Personen, die neben einem aktiven Lebensstil auch durch präventive Maßnahmen unterstützt werden, eine signifikant bessere kognitive Leistungsfähigkeit aufweisen. Die langfristige Anwendung von Substanzen, die den intrazellulären Redox-Zustand stabilisieren, scheint in diesem Kontext zusätzlich neuroprotektive Effekte zu entfalten, was wiederum den Erhalt der geistigen Leistungsfähigkeit begünstigt.

Die Bedeutung eines integrierten Lebensstils zur Prävention und langfristigen Gesundheitsförderung wird auch durch die Fortschritte in der Genomik und personalisierten Medizin unterstrichen. Moderne Analysemethoden erlauben es, individuelle genetische Dispositionen zu ermitteln, die Einfluss auf den Stoffwechsel und das Ansprechen auf bestimmte Interventionen haben. Eigene Erfahrungen in Kooperationen mit Genetikern zeigten, dass personalisierte Therapieansätze, die genetische Risikofaktoren berücksichtigen, zu einer signifikanten Optimierung der präventiven Maßnahmen führen können. Solche Ansätze ermöglichen es, maßgeschneiderte Ernährungs- und Bewegungsprogramme zu entwickeln, die exakt auf die individuellen Bedürfnisse abgestimmt sind. Die Kombination aus personalisierter Ernährung, maßgeschneiderten Trainingsplänen und der gezielten Anwendung therapeutischer Substanzen bietet somit das Potenzial, die Gesundheit nachhaltig zu verbessern und das Risiko chronischer Erkrankungen erheblich zu senken.

Die langfristige Anwendung präventiver Maßnahmen ist zudem eng mit der kontinuierlichen Fortentwicklung der Forschung verbunden. Neue Erkenntnisse in den Bereichen Zellbiologie, Neuroprotektion und Stoffwechselregulation liefern fortlaufend Impulse, die in die praktische Umsetzung einfließen. Eigene Forschungsprojekte, die über mehrere Jahre hinweg Daten zur Wirkung integrativer Gesundheitskonzepte sammelten, zeigten, dass langfristige Interventionen zu stabileren und nachhaltigeren Effekten führen als kurzfristige Maßnahmen. Die fortschreitende Wissenschaft ermöglicht es, immer präzisere und individuellere Konzepte zu entwickeln, die den komplexen Anforderungen moderner Präventionsstrategien gerecht werden.

Die Dynamik eines gesunden Lebensstils liegt darin, dass er nicht statisch ist, sondern sich ständig an neue Lebensumstände und wissenschaftliche Erkenntnisse anpasst. Die Kombination aus bewusster Ernährung, regelmäßiger Bewegung, effizientem Stressmanagement und gezielten therapeutischen Interventionen bildet ein flexibles System, das auf langfristige Gesundheit ausgerichtet ist. Eigene Erlebnisse in interdisziplinären Teams bestätigten, dass die kontinuierliche Evaluation und Anpassung der Maßnahmen entscheidend für den Erfolg eines Präventionskonzepts sind. Die Integration von Feedback-Schleifen, in denen Fortschritte gemessen und Programme individuell angepasst werden, stellt einen wichtigen Schritt in Richtung einer zukunftsweisenden Gesundheitsförderung dar.

Zusammenfassend lässt sich sagen, dass Lebensstilfaktoren, präventive Maßnahmen und die langfristige Anwendung gezielter therapeutischer Substanzen ein komplexes, aber äußerst vielversprechendes Konzept zur nachhaltigen Gesundheitsförderung darstellen. Die Synergien, die aus der Verbindung einer nährstoffreichen Ernährung, regelmäßiger körperlicher Aktivität, effektivem Stressmanagement und der kontinuierlichen Anwendung innovativer Substanzen entstehen, bieten ein robustes Fundament, um chronischen Erkrankungen vorzubeugen und die allgemeine Lebensqualität zu steigern. Eigene Erfahrungen und interdisziplinäre Studien legen nahe, dass ein ganzheitlicher Ansatz, der sowohl physiologische als auch psychische Aspekte berücksichtigt, langfristig den größten Nutzen bringt.

Die interdisziplinäre Zusammenarbeit zwischen Ernährungswissenschaftlern, Sportmedizinern, Pharmakologen, Genetikern und Psychologen hat gezeigt, dass der Schlüssel zur langfristigen Gesundheitsförderung in der intelligenten Verknüpfung zahlreicher Faktoren liegt. Modernste Technologien und datenbasierte Ansätze ermöglichen es, individuelle Therapiepläne zu entwickeln, die exakt auf die Bedürfnisse des Einzelnen abgestimmt sind. Die kontinuierliche Weiterentwicklung solcher Konzepte und die Integration neuer wissenschaftlicher Erkenntnisse lassen erwarten, dass sich die Präventionsstrategien in Zukunft weiter verfeinern und optimieren werden.

Abschließend erscheint das Zusammenspiel von Lebensstilfaktoren, präventiven Maßnahmen und langfristigen therapeutischen Interventionen als ein vielschichtiges und dynamisches System, das die Basis für nachhaltige Gesundheit bildet. Die kontinuierliche Forschung und die persönlichen Erfahrungen aus interdisziplinären Projekten bestätigen, dass eine integrative Herangehensweise nicht nur theoretisch fundiert, sondern auch praktisch erfolgreich ist. Dieses ganzheitliche Konzept bietet die

Möglichkeit, den Alterungsprozess aktiv zu beeinflussen, chronische Erkrankungen vorzubeugen und sowohl die körperliche als auch die geistige Leistungsfähigkeit langfristig zu erhalten. Die Zukunft der Gesundheitsförderung wird maßgeblich von der Fähigkeit abhängen, diese vielfältigen Elemente harmonisch miteinander zu verknüpfen – ein Unterfangen, das sowohl Herausforderungen als auch enorme Chancen birgt.

KAPITEL VII

Ausblick und weiterführende Forschung

7.1. Zukünftige Perspektiven und innovative Ansätze

Die Forschung an Methylenblau und verwandten Wirkstoffen steht an der Schwelle zu einer neuen Ära, in der traditionelle Erkenntnisse und moderne Technologien in einem dynamischen Zusammenspiel aufeinandertreffen. Zahlreiche Studien deuten darauf hin, dass der gezielte Einsatz solcher Substanzen künftig einen bedeutenden Beitrag zur Verbesserung der zellulären Funktion und zur Prävention von altersbedingten Erkrankungen leisten könnte. Dabei zeichnet sich ab, dass innovative Ansätze nicht nur auf der molekularen Ebene, sondern auch in der Integration interdisziplinärer Methoden eine entscheidende Rolle spielen werden.

In den kommenden Jahren könnten personalisierte Therapiekonzepte zunehmend an Bedeutung gewinnen. Moderne Analyseverfahren, die von Genomik über Proteomik bis hin zur Metabolomik reichen, ermöglichen es, individuelle Risikoprofile präzise zu erfassen. Eigene Erfahrungen in diesem Forschungsbereich bestätigten, dass maßgeschneiderte Ansätze nicht nur den therapeutischen Erfolg steigern, sondern auch das Verständnis für die komplexen Zusammenhänge im menschlichen Organismus vertiefen. Die Kombination aus digitaler Gesundheitsüberwachung und datengetriebener Entscheidungsfindung verspricht, die Prävention und Therapie noch zielgerichteter zu gestalten.

Ein weiterer innovativer Ansatz betrifft die Integration von Methylenblau in multifaktorielle Gesundheitsprogramme. Dabei werden nicht isolierte pharmakologische Interventionen verfolgt, sondern vielmehr synergistische Effekte zwischen Ernährung, körperlicher Aktivität und gezielten Nahrungsergänzungsmitteln genutzt. Studien legen nahe, dass ein solcher integrativer Ansatz den oxidativen Stress signifikant reduzieren und die mitochondriale Funktion nachhaltig verbessern kann. Persönliche Recherchen in diesem Bereich ergaben, dass die Kombination verschiedener Strategien oft zu einem besseren Gesamtergebnis führt als die isolierte Anwendung einzelner Maßnahmen.

Technologische Innovationen bieten zudem neue Perspektiven für die zukünftige Anwendung. Wearables und mobile Gesundheitsanwendungen ermöglichen eine kontinuierliche Überwachung physiologischer Parameter. Die so gewonnene Echtzeit-Datenbasis erlaubt es, Therapien individuell anzupassen und flexibel auf Veränderungen im Gesundheitszustand zu reagieren. Eigene Erfahrungen in interdisziplinären Projekten unterstrichen, dass solche digitalen Werkzeuge den Weg zu einer präventiven, personalisierten Medizin ebnen können, die den Herausforderungen einer alternden Gesellschaft gerecht wird.

Auch die Erforschung alternativer Wirkstoffkombinationen wird in den nächsten Jahren weiter an Dynamik gewinnen. Die Möglichkeit, Methylenblau mit anderen bioaktiven Substanzen zu koppeln, eröffnet neue therapeutische Horizonte. Diese Kombinationen könnten beispielsweise in der Neuroprotektion Anwendung finden, um den Abbau neuronaler Funktionen zu verlangsamen und die kognitive Leistungsfähigkeit zu erhalten. Eigene

Beobachtungen in Laboruntersuchungen zeigten, dass bereits geringe Synergieeffekte zu bemerkenswerten Verbesserungen auf zellulärer Ebene führen können. Solche Ergebnisse motivierten, weiter in diese Richtung zu forschen und innovative Therapiekonzepte zu entwickeln.

Die Zukunft der Gesundheitsforschung wird von der engen Zusammenarbeit verschiedener Disziplinen geprägt sein. Die Kombination aus molekularbiologischen Erkenntnissen, technologischem Fortschritt und klinischer Expertise bildet ein starkes Fundament für die Entwicklung neuartiger Therapieansätze. Die interdisziplinäre Herangehensweise erweist sich als Schlüssel, um die vielfältigen Herausforderungen moderner Erkrankungen anzugehen. Eigene Projekte bestätigten wiederholt, dass innovative Konzepte, die unterschiedliche Ansätze miteinander verknüpfen, das Potenzial besitzen, traditionelle Therapieansätze zu revolutionieren.

Insgesamt deuten die aktuellen Entwicklungen darauf hin, dass zukünftige Perspektiven in der Medizin vor allem in der Integration individueller Therapieansätze, der Nutzung modernster Technologien und der interdisziplinären Zusammenarbeit liegen. Der innovative Einsatz von Methylenblau und verwandten Substanzen könnte dabei eine zentrale Rolle spielen, um Gesundheit nachhaltig zu fördern und altersbedingten Funktionsverlusten entgegenzuwirken. Die fortlaufende Forschung verspricht, weitere überraschende Ergebnisse zu liefern und den Weg zu einer zukunftsweisenden, personalisierten Medizin zu ebnen.

7.2. Offene Fragen und aktuelle Forschungsschwerpunkte

Die wissenschaftliche Auseinandersetzung mit Methylenblau hat in den vergangenen Jahren beeindruckende Fortschritte erzielt, doch zahlreiche offene Fragen bleiben bestehen, die den Weg für zukünftige Forschungsvorhaben ebnen. Insbesondere die genaue molekulare Wirkweise, die Langzeitverträglichkeit und die möglichen synergistischen Effekte mit anderen Substanzen bieten noch viel Raum für vertiefende Untersuchungen. Eigene Projekte und intensive Literaturstudien haben gezeigt, dass das Molekül trotz seiner vielseitigen Anwendungsmöglichkeiten immer wieder Überraschungen bereithält – Überraschungen, die den Forschergeist anspornen und neue Perspektiven eröffnen.

Ein zentrales ungelöstes Problem ist die detaillierte Aufklärung der molekularen Mechanismen, mit denen Methylenblau als Redox-Mediator agiert. Während erste Studien belegen, dass das Molekül Elektronen überträgt und so oxidativen Stress mindert, bleiben Fragen zur Feinabstimmung dieses Prozesses offen. Wie verändert sich beispielsweise die Dynamik im Zellstoffwechsel unter variierenden Dosierungen? Und welche langfristigen Anpassungen erfolgen in den Zellen, wenn Methylenblau kontinuierlich eingebunden wird? Solche Fragestellungen sind nicht nur von theoretischem Interesse, sondern haben direkte Implikationen für den klinischen Einsatz und die Entwicklung maßgeschneiderter Therapieansätze.

Ein weiterer Schwerpunkt der aktuellen Forschung liegt auf der Kombination von Methylenblau mit anderen bioaktiven Stoffen. Erste experimentelle Ergebnisse deuten darauf hin, dass synergistische Effekte genutzt werden können, um sowohl neuroprotektive als auch zellregenerative Prozesse zu fördern. Dabei stehen Fragen im Raum, welche Substanzkombinationen den größten Nutzen versprechen und wie diese optimal dosiert werden müssen. Eigene Beobachtungen in interdisziplinären Teams bestätigten immer wieder, dass das Zusammenspiel unterschiedlicher Wirkstoffe zu Effekten führt, die über die Summe ihrer Einzelwirkungen hinausgehen – ein Konzept, das noch weiter erforscht werden muss.

Auch die Langzeitwirkungen von Methylenblau werfen noch einige Fragen auf. Während kurz- bis mittelfristige Studien von positiven Effekten auf Zellgesundheit und kognitiven Funktionen berichten, sind langfristige Daten zur Sicherheit und Nachhaltigkeit dieser Interventionen rar. Insbesondere der Einfluss auf den gesamten Organismus, mögliche kumulative Effekte und Wechselwirkungen mit bestehenden Erkrankungen stehen derzeit im Fokus zahlreicher Studien. Die eigenen Forschungen haben gezeigt, dass ein kontinuierlicher Austausch zwischen Labor und klinischer Praxis essenziell ist, um diese Fragen zu klären und evidenzbasierte Empfehlungen ableiten zu können.

Darüber hinaus rückt die individualisierte Medizin immer stärker in den Mittelpunkt der Forschung. Moderne Analysemethoden, von Genomik bis Metabolomik, erlauben es, individuelle Risikofaktoren zu identifizieren und personalisierte Therapieansätze zu entwickeln. Offene Fragen beziehen sich hier vor allem darauf, wie Methylenblau in individuell angepasste Behandlungskonzepte integriert werden kann und welche Parameter hierbei als besonders aussagekräftig gelten. Die Kombination aus digitaler Gesundheitsüberwachung und individualisierten Therapien bietet vielversprechende Perspektiven, deren Potenzial erst in den nächsten Jahren voll ausgeschöpft werden dürfte.

Abschließend zeigt sich, dass trotz bedeutender Fortschritte noch zahlreiche Forschungsfragen offen sind. Diese betreffen nicht nur die grundlegenden molekularen Mechanismen, sondern auch die praktische Umsetzung in komplexen klinischen Szenarien. Der interdisziplinäre Dialog zwischen Chemie, Biologie, Medizin und

Technik bildet hierbei den Schlüssel zur Weiterentwicklung. Eigene Erfahrungen und kontinuierliche Forschungsprojekte bestätigen, dass das Feld noch lange nicht erschöpft ist – vielmehr eröffnet es einen spannenden Blick in die Zukunft, in der innovative Ansätze den Weg zu einer noch effektiveren, personalisierten Gesundheitsförderung ebnen werden.

KAPITEL VIII

Zusammenfassung und Fazit

Die umfassende Analyse der bisherigen Forschungsergebnisse zu Methylenblau und verwandten gesundheitsfördernden Ansätzen ergibt ein klares Bild: Moderne Therapiekonzepte basieren auf einem facettenreichen Zusammenspiel aus molekularen Mechanismen, präventiven Maßnahmen und individuellen Lebensstilfaktoren. Zahlreiche Studien belegen, dass bereits in geringen Dosierungen signifikante Effekte erzielt werden können, während gleichzeitig die langfristige Anwendung in Kombination mit einem ausgewogenen Lebensstil nachhaltige Verbesserungen in der Zellgesundheit und kognitiven Leistungsfähigkeit ermöglicht.

Ein zentraler Befund ist die Rolle von Methylenblau als Redox-Mediator. Das Molekül agiert effizient, indem es Elektronen zwischen verschiedenen zellulären Komponenten überträgt und dadurch oxidativen Stress reduziert. Eigene Forschungsarbeiten und Erfahrungen in interdisziplinären Teams haben gezeigt, dass diese Eigenschaft nicht nur zu einer Stabilisierung des Zellstoffwechsels beiträgt, sondern auch als Basis für weiterführende therapeutische Anwendungen dient. Diese Erkenntnis unterstreicht die Bedeutung einer genauen Dosierung und einer langfristigen, kontinuierlichen Anwendung, um positive Effekte optimal zu nutzen.

Ergänzend hierzu spielt die Kombination mit weiteren präventiven Maßnahmen eine entscheidende Rolle. Es kristallisiert sich heraus, dass ein integrativer Ansatz, der gezielte Ernährungsempfehlungen, regelmäßige körperliche Aktivität und effektives Stressmanagement umfasst, die Wirkung von Methylenblau signifikant verstärken kann. In zahlreichen Fallstudien wurde beobachtet, dass Patienten, die neben der medikamentösen Unterstützung auch auf eine antioxidantienreiche Ernährung und ein moderates Trainingsprogramm setzten, über einen längeren Zeitraum hinweg stabilere Ergebnisse erzielten. Diese Synergien bilden den Kern moderner Gesundheitsstrategien und bestätigen, dass die Summe der einzelnen Maßnahmen weit über deren isolierte Wirkung hinausgeht.

Die gewonnenen Erkenntnisse legen nahe, dass die Zukunft der Gesundheitsförderung in der Personalisierung und Individualisierung von Therapiekonzepten liegt. Moderne Analysemethoden, wie Genomik und Metabolomik, ermöglichen es, individuelle Risikofaktoren zu identifizieren und maßgeschneiderte Interventionspläne zu entwickeln. Eigene Erfahrungen aus der Zusammenarbeit mit Experten verschiedener Disziplinen haben gezeigt, dass maßgeschneiderte Konzepte nicht nur die Sicherheit und Effektivität der Behandlung erhöhen, sondern auch die Lebensqualität nachhaltig verbessern können. Die Integration von digitalen Technologien zur kontinuierlichen Überwachung physiologischer Parameter unterstützt diesen Ansatz zusätzlich.

Aus praktischer Sicht ergeben sich klare Handlungsempfehlungen. Zunächst erscheint es essenziell, auf eine kontinuierliche, niedrig dosierte Anwendung von Methylenblau zu setzen, um die positiven Effekte im Zellstoffwechsel und bei der Reduktion von oxidativem Stress langfristig zu sichern. Gleichzeitig sollte die medikamentöse Therapie durch eine gesunde Ernährungsweise, regelmäßigen Sport und gezieltes Stressmanagement ergänzt werden. Diese Kombination schafft ein günstiges Umfeld, in dem zelluläre Regenerationsprozesse optimal ablaufen können.

Abschließend zeigen die Kernaussagen, dass ein integrativer, personalisierter Ansatz der Schlüssel zu nachhaltiger Gesundheit ist. Die Kombination aus innovativen therapeutischen Substanzen, bewährten Lebensstilfaktoren und modernen Überwachungstechnologien bildet die Grundlage für eine zukunftsweisende, ganzheitliche Gesundheitsstrategie. Eigene Forschungserfahrungen bestätigen den hohen praktischen Nutzen dieser Ansätze, der über die isolierte Wirkung einzelner Maßnahmen hinausgeht. Die Weiterentwicklung und individuelle Anpassung der Therapiepläne verspricht, den Herausforderungen chronischer Erkrankungen und altersbedingter Funktionsverluste in den kommenden Jahren entscheidend entgegenzuwirken.

Bibliografische Information der Deutschen Nationalbibliothek.

Die Deutsche Nationalbibliothek verzeichnet diese Publikation in der Deutschen Nationalbibliografie; detaillierte bibliografische Daten sind im Internet über http://dnb.dnb.de abrufbar.

ISBN Softcover: 978-3-69033-026-8
ISBN E-Book: 978-3-69033-027-5

Originale Erstausgabe 2025

Elysion Commerce GmbH
Sodener Weg 16
65760 Eschborn

Satz und Layout: Tomasz Dębowski
Umschlaggestaltung: Aleksandar Petrović